现代临床护理理论和实践

主编 王金玉 刘 艳 李 敏 李衍秦 蒋 艳

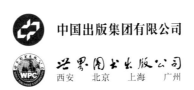

中国出版集团有限公司

世界图书出版公司

西安　北京　上海　广州

图书在版编目（CIP）数据

现代临床护理理论和实践/王金玉等主编.—西安：
世界图书出版西安有限公司，2023.9
ISBN 978-7-5232-0844-1

Ⅰ.①现… Ⅱ.①王… Ⅲ.①护理学 Ⅳ.①R47

中国国家版本馆CIP数据核字（2023）第189372号

书　　名	**现代临床护理理论和实践**	
	XIANDAI LINCHUANG HULI LILUN HE SHIJIAN	
主　　编	王金玉　刘　艳　李　敏　李衍秦　蒋　艳	
责任编辑	王少宁　胡玉平	
装帧设计	济南睿诚文化发展有限公司	
出版发行	**世界图书出版西安有限公司**	
地　　址	西安市雁塔区曲江新区汇新路355号	
邮　　编	710061	
电　　话	029-87214941　029-87233647（市场营销部）	
	029-87234767（总编室）	
经　　销	全国各地新华书店	
印　　刷	山东麦德森文化传媒有限公司	
开　　本	787mm×1092mm　1/16	
印　　张	11.5	
字　　数	225千字	
版次印次	2023年9月第1版　2023年9月第1次印刷	
国际书号	ISBN 978-7-5232-0844-1	
定　　价	128.00元	

编 委 会

◎ **主 编**

王金玉 刘 艳 李 敏 李衍秦

蒋 艳

◎ **副主编**

马倩倩 刘俊兰 许钰敏 张仁贵

王芙蓉 邓玉龙

◎ **编 委**（按姓氏笔画排序）

马倩倩（阳谷县中医院）

王芙蓉（宜城市人民医院）

王金玉（山东省滨州市中医医院）

邓玉龙（河北省中医院）

刘 艳（聊城市人民医院）

刘俊兰（山东省公共卫生临床中心）

许钰敏（山东中医药大学附属医院）

李 敏（阳光融和医院）

李衍秦（山东省滨州市无棣县中医院）

张仁贵（航空工业襄阳医院）

蒋 艳（菏泽市牡丹区中心医院）

蒋俊瑶（溧阳市人民医院）

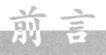

前言
FOREWORD

护理学是以自然科学和社会科学理论为基础的研究维护、促进、恢复人类健康的护理理论、知识、技能及其发展规律的综合性应用科学，是医学科学中的一门独立学科。护理工作者是卫生战线上的主力军，是推动健康新概念的中坚力量，是人类健康的捍卫者。现代医学模式逐渐重视专病、专治、专护，"保护生命、减轻病痛、促进健康"已成为护理工作者的根本任务。为帮助临床护理工作者更好地理解和掌握临床护理的基本知识、基本理论和基本技能，为患者提供更专业的护理服务，我们组织编写了《现代临床护理理论和实践》一书。

本书是编者们根据多年的临床经验及专业特长，在收集了大量文献和书籍的基础上进行撰写的。着重阐述了临床各科的主要护理问题和护理措施，并提出了不同疾病可能会遇到的护理诊断和医护合作性问题。其内容不仅突出了医护配合的工作重点，而且强调了病情观察、心理护理及健康教育，体现了整体护理的思想。特别是对于每种疾病的护理，指出了应该注意的主要问题。本书语言通俗易懂，科学性与实用性强，贴近临床护理工作实际的同时，又紧密结合了国家医疗卫生事业的最新进展和护理学的发展趋势，可作为临床相关护理人员的参考书，也可供医学院校在读学生阅读参考。

在本书编撰过程中，各位编者都做出了巨大的努力，对稿件进行了多次修改,但限于个人学识,加之编写经验不足、时间有限,书中难免存在疏漏与不足之处,敬请广大读者提出宝贵的修改意见,以期再版时修正完善!

《现代临床护理理论和实践》编委会

2023 年 1 月

目 录
CONTENTS

第一章 临床常用护理技能 ……………………………………… （1）

　　第一节 氧疗法 ……………………………………………… （1）

　　第二节 鼻饲法 ……………………………………………… （3）

　　第三节 排痰术 ……………………………………………… （6）

　　第四节 导尿术 ……………………………………………… （12）

　　第五节 灌肠术 ……………………………………………… （16）

第二章 呼吸内科护理 ………………………………………… （19）

　　第一节 急性呼吸道感染 …………………………………… （19）

　　第二节 支气管扩张 ………………………………………… （23）

　　第三节 支气管哮喘 ………………………………………… （28）

第三章 内分泌科护理 ………………………………………… （37）

　　第一节 糖尿病 ……………………………………………… （37）

　　第二节 高脂血症 …………………………………………… （54）

　　第三节 肥胖症 ……………………………………………… （57）

　　第四节 痛风 ………………………………………………… （63）

　　第五节 库欣综合征 ………………………………………… （69）

　　第六节 尿崩症 ……………………………………………… （74）

第四章 神经外科护理 ………………………………………… （78）

　　第一节 颅内压增高症 ……………………………………… （78）

  第二节　颅脑损伤 ……………………………………………（83）

  第三节　脑出血 ………………………………………………（98）

  第四节　脑膜瘤 ………………………………………………（100）

  第五节　颅内动脉瘤 …………………………………………（105）

第五章　普外科护理 ……………………………………………（113）

  第一节　急性乳腺炎 …………………………………………（113）

  第二节　肝脓肿 ………………………………………………（118）

  第三节　原发性肝癌 …………………………………………（122）

  第四节　门静脉高压症 ………………………………………（141）

  第五节　大肠癌 ………………………………………………（148）

第六章　骨科护理 ………………………………………………（157）

  第一节　上肢骨折 ……………………………………………（157）

  第二节　骨盆骨折 ……………………………………………（163）

  第三节　下肢骨折 ……………………………………………（166）

参考文献 …………………………………………………………（175）

第一章

临床常用护理技能

第一节 氧 疗 法

一、目的

提高动脉血氧分压和动脉血氧饱和度,增加动脉血氧含量,纠正各种因素导致的缺氧状态,促进组织的新陈代谢,维持机体正常生命活动。

(1)根据呼吸衰竭的类型及缺氧的严重程度,选择给氧方法和吸入氧分数。Ⅰ型呼吸衰竭:PaO_2 在 6.7~8.0 kPa,$PaCO_2 < 6.7$ kPa,应给予中流量(2~4 L/min)吸氧,吸入氧浓度(>35%)。Ⅱ型呼吸衰竭:PaO_2 在 5.3~6.7 kPa,$PaCO_2$ 正常,间断给予高流量(4~6 L/min)高浓度(>50%)氧,若 $PaO_2 > 9.3$ kPa,应逐渐降低吸氧浓度,防止长期吸入高浓度氧引起中毒。

(2)供氧装置:氧气筒和管道氧气装置两种。

(3)给氧方法:鼻导管给氧、氧气面罩给氧及高压给氧。氧气面罩给氧适于长期使用氧气,患者严重缺氧、神志不清,病情较重者,氧气面罩吸入氧分数最高可达 90%,但由于气流及无法及时喝水,常会造成口腔干燥、沟通及谈话受限。鼻导管给氧方法又分单侧鼻导管给氧法和双侧鼻导管给氧法。

(4)吸氧方式的选择:严重缺氧但无二氧化碳潴留者,宜采用面罩吸氧(吸入氧分数最高可达 90%);缺氧伴有二氧化碳潴留者可用双侧鼻导管吸氧方法。

二、准备

(一)用物准备

1.治疗盘外

氧气装置一套包括氧气筒(管道氧气装置无)、氧气流量表装置、扳手、用氧记录单、笔、安全别针。

2.治疗盘内

橡胶管、湿化瓶、无菌容器内盛一次性双侧鼻导管或一次性吸氧面罩、消毒玻璃接管、无菌持物镊、无菌纱布缸、治疗碗内盛蒸馏水、弯盘、棉签、胶布、松节油。

3.氧气筒

氧气筒顶部有一总开关,控制氧气的进出。氧气筒颈部的侧面,有一气门与氧气表相连,是氧气自氧气瓶中输出的途径。

4.氧气流量表装置

由压力表、减压阀、安全阀、流量表和湿化瓶组成。压力表测量氧气筒内的压力。减压阀是一种自动弹簧装置,将氧气筒流出的氧压力减至 $2\sim3\ kg/cm^2$ ($0.2\sim0.3$ MPa),使流量平稳安全。当氧流量过大、压力过高时,安全阀内部活塞自行上推,过多的氧气由四周小孔流出,确保安全。流量表是测量每分钟氧气的流量,流量表内有浮标上端平面所指的刻度,可知氧气每分钟的流出量。湿化瓶内盛 $1/3\sim1/2$ 蒸馏水、凉开水、$20\%\sim30\%$酒精(急性肺水肿患者吸氧时用,可降低肺泡内泡沫的表面张力,使泡沫破裂,扩大气体和肺泡壁接触面积使气体易于弥散,改善气体交换功能),通气管浸入水中,湿化瓶出口与鼻导管或面罩相连,湿化氧气。

5.装表

把氧气放在氧气架上,打开总开关放出少量氧气,快速关上总开关,此为吹尘(为防止氧气瓶上灰尘吹入氧气表内)。然后将氧气表向后稍微倾斜置于气阀上,用手初步旋紧固定然后再用扳手旋紧螺帽,使氧气表立于氧气筒旁,按湿化瓶,打开氧气检查氧气装置是否漏气,氧气输出是否通畅后,关闭流量表开关,推至病床旁备用。

(二)患者、护理人员及环境准备

患者了解吸氧目的、方法、注意事项及配合要点。取舒适体位,调整情绪。护理人员应衣帽整齐,修剪指甲,洗手,戴口罩。环境安静、整洁、光线、温湿度适宜,远离火源。

三、操作步骤

(1)携用物至病床旁,再次核对患者。

(2)用湿棉签清洁患者双侧鼻腔,清除鼻腔分泌物。

(3)连接鼻导管及湿化瓶的出口。调节氧流量,轻度缺氧 1～2 L/min,中度缺氧 2～4 L/min,重度缺氧 4～6 L/min,氧气筒内的氧气流量＝氧气筒容积(L)×压力表指示的压力(kg/cm)。

(4)鼻导管插入患者双侧鼻腔约 1 cm,鼻导管环绕患者耳部向下放置,动作要轻柔,避免损伤黏膜、根据情况调整长度。

(5)停止用氧时,首先取下鼻导管(避免误操作引起肺组织损伤),安置患者于舒适体位。

(6)关流量表开关,关氧气筒总阀,再开流量表开关,放出余气,再关流量表开关,最后砌表(中心供氧装置,取下鼻导管后,直接关闭流量表开关)。

(7)处理用物,预防交叉感染。

(8)记录停止用氧时间及效果。

四、注意事项

(1)用氧时认真做好四防:防火、防震、防热、防油。

(2)禁用带油的手进行操作,氧气和螺旋口禁止上油。

(3)氧气筒内氧气不能用完,压力表指针应＞5 kg/cm^2(0.5 MPa)。

(4)防止灰尘进入氧气瓶,避免充氧时引起爆炸。

(5)长期、高浓度吸氧者观察患者有无胸骨后烧热感、干咳、恶心呕吐、烦躁及进行性呼吸困难加重等氧中毒现象。

(6)长期吸氧,吸氧浓度应＜40％。氧气浓度与氧流量的关系:吸氧浓度(％)＝21＋4×氧气流量(L/min)。

第二节　鼻　饲　法

一、目的

对病情危重、昏迷、不能经口或不愿正常摄食的患者,通过胃管供给患者所需的营养、水分和药物,维持机体代谢平衡,保证蛋白质和热量的供给需求,维持和改善患者的营养状况。

二、准备

(一)物品准备

治疗盘内:一次性无菌鼻饲包一套(硅胶胃管 1 根、弯盘 1 个、压舌板 1 个、50 mL 注射器 1 具、润滑剂、镊子 2 把、治疗巾 1 条,纱布 5 块)、治疗碗 2 个、弯血管钳 1 把、棉签适量、听诊器 1 副、鼻饲流质液(38~40 ℃)200 mL,温开水适量、手电筒 1 个、调节夹 1 个(夹管用)、松节油、漱口液、毛巾。慢性支气管炎的患者视情况备镇静剂、氧气。

治疗盘外:安全别针 1 个、夹子或橡皮圈 1 个、卫生纸适量。

(二)患者、护理人员及环境准备

患者了解鼻饲目的、方法、注意事项及配合要点。调整情绪,指导或协助患者摆好体位。护理人员应衣帽整齐,修剪指甲,洗手,戴口罩。环境安静、整洁、光线、温湿度适宜。

三、评估

(1)评估患者病情、治疗情况、意识、心理状态及合作度。

(2)评估患者鼻腔状况,有无鼻中隔偏曲、息肉,鼻黏膜有无水肿、炎症等。

(3)向患者解释鼻饲的目的、方法、注意事项及配合要点。

四、操作步骤

(1)确认患者并了解病情,向患者解释鼻饲目的,过程及方法。

(2)备齐用物,携至床旁核对床头卡、医嘱、饮食卡,核对流质饮食:种类、量、性质、温度、质量。

(3)患者如有义齿、眼镜应协助取下,妥善存放。防止义齿脱落误吞吐食管或落入气管引起窒息。插管时由于刺激可致流泪,取下眼镜便于擦除。

(4)取半坐位或坐位,可减轻胃管通过咽喉部时引起的咽反射,利于胃管插入。无法坐起者取右侧卧位,昏迷患者取去枕平卧位,头向后仰可避免胃管误入气管。

(5)将治疗巾围于患者颔下,保护患者衣服和床单,弯盘、毛巾放置于方便易取处。

(6)观察鼻孔是否通畅,黏膜有无破损,清洁鼻腔,选择通畅一侧便于插管。

(7)准备胃管测量胃管插入的长度,成人插入长度为 45~55 cm,一般取发际至胸骨剑突处或鼻尖经耳垂至胸骨剑突处,并做标记,倒润滑剂于纱布上少许,润滑胃管前段 10～20 cm 处,减少插管时的摩擦阻力。

(8)左手持纱布托住胃管,右手持镊子夹住胃管前端,沿选定侧鼻孔缓缓插入,插管时动作轻柔,镊子前端勿触及鼻黏膜,以防损伤,当胃管插入 10～15 cm 通过咽喉部时,如为清醒患者指导其做吞咽动作及深呼吸,随患者做吞咽动作及深呼吸时顺势将胃管向前推进胃管,直至标记处。如为昏迷患者,将患者头部托起,使下颌靠近胸骨柄,可增大咽喉部通道的弧度,便于胃管顺利通过,再缓缓插入胃管至标记处。若插管时患者恶心、呕吐感持续,用手电筒、压舌板检查口腔咽喉部有无胃管盘曲卡住。如患者有呛咳、发绀、喘息、呼吸困难等误入气管现象,应立即拔管。休息后再插。

(9)确认胃管在胃内,用胶布交叉胃管固定于鼻翼和面颊部。验证胃管在胃内的 3 种方法:①打开胃管末端胶塞连接注射器于胃管末端抽吸,抽出胃液即可证实胃管在胃内。②置听诊器于患者胃区,快速经胃管向胃内注入 10 mL 空气,同时在胃部听到气过水声,即表示已插入胃内。③将胃管末端置于盛水的治疗碗内,无气泡溢出。

(10)灌食:连接注射器于胃管末端,先回抽见有胃液,再注入少量温开水,可润滑管壁,防止喂食溶液黏附于管壁,然后缓慢灌注鼻饲液或药液等。鼻饲液温度为 38～40 ℃,每次鼻饲量不应超过 200 mL,间隔时间不少于 2 小时,新鲜果汁,应与奶液分别灌入,防止凝块产生。鼻饲结束后,再次注入温开水 20～30 mL 冲洗胃管,避免鼻饲液积存于管腔中而变质,造成胃肠炎或堵塞管腔。鼻饲过程中,避免注入空气,以防造成腹胀。

(11)胃管末端胶塞:塞上如无胶塞可反折胃管末端,用纱布包好,橡皮圈系紧,用别针将胃管固定于大单,枕旁或患者衣领处防止灌入的食物反流和胃管脱落。

(12)协助患者清洁口腔,鼻孔,整理床单位,嘱患者维持原卧位 20～30 分钟,防止发生呕吐,促进食物消化、吸收。长期鼻饲者应每天进行口腔护理。

(13)整理用物,并清洁,消毒,备用。鼻饲用物应每天更换消毒,协助患者擦净面部,取舒适卧位。

(14)洗手,记录。记录插管时间、鼻饲液种类、量及患者反应等。

五、拔管

停止鼻饲或长期鼻饲需要更换胃管时进行拔管。

(1)携用物至床前,说明拔管的原因,并选择末次鼻饲结束时拔管。

（2）置弯盘于患者颌下，夹紧胃管末端放于弯盘内，防止拔管时液体反流，胃管内残留液体滴入气管。揭去固定胶布用松节油擦去胶布痕迹，再用清水擦洗。

（3）嘱患者深呼吸，在患者缓缓呼气时稍快拔管，到咽喉处快速拔出。

（4）将胃管放入弯盘中，移出患者视线，避免患者产生不舒服的感觉。

（5）清洁患者面部、口腔及鼻腔，帮助患者漱口，取舒适卧位。

（6）整理床单位，清理用物。

（7）洗手，记录拔管时间和患者反应。

六、注意事项

（1）注入药片时应充分研碎，全部溶解方可灌注。多种药物灌注时，应将药物分开灌注，每种药物之间用少量温开水冲洗一次，注意药物配伍禁忌。

（2）插胃管时护士与患者进行有效沟通，缓解紧张度。

（3）插管动作要轻稳，尤其是通过食管3个狭窄部位时（环状软骨水平处，平气管分叉处，食管通过膈肌处）以免损伤食管黏膜。

（4）每次鼻饲前应检查胃管是否在胃内及是否通畅，并用少量温开水冲管后方可进行喂食，鼻饲完毕后再次注入少量温开水，防止鼻饲液凝结。注入鼻饲液的速度要缓慢，以免引起患者不适。

（5）鼻饲液应现配现用，已配制好的暂不用时，应放在4℃以下的冰箱内保存，保证24小时内用完，防止长时间放置变质。

（6）长期鼻饲者应每天进行两次口腔护理，并定期更换胃管，普通胃管每周更换一次，硅胶胃管每月更换一次，聚氨酯胃管留置时间2个月更换一次。更换胃管时应于当晚最后一次喂食后拔出，翌日晨从另一侧鼻孔插入胃管。

（7）每次灌注前或间隔4～8小时应抽胃内容物，检查胃内残留物的量。如残留物的量大于灌注量的50%，说明胃排空延长，应告知医师采取措施。

第三节 排 痰 术

一、有效排痰法

(一)目的

对不能有效咳痰的患者进行叩背，协助排出肺部分泌物，保持呼吸道通畅。

(二)操作前准备

1.告知患者

操作目的、方法、注意事项、配合方法。

2.评估患者

(1)病情、意识状态、咳痰能力、影响咳痰的因素、合作能力。

(2)痰液的颜色、性质、量、气味。

(3)肺部呼吸音情况。

3.操作护士

着装整洁、修剪指甲、洗手、戴口罩。

4.物品准备

听诊器、隔离衣、快速手消毒剂,必要时备雾化面罩、雾化液。

5.环境

整洁、安静。

(三)操作步骤

(1)穿隔离衣,核对腕带及床头卡。

(2)协助患者取侧卧位或坐位。

(3)叩击患者胸背部,手指合拢呈杯状由肺底自下而上、自外向内叩击。

(4)拍背后,嘱患者缓慢深呼吸用力咳出痰液。

(5)听诊肺部呼吸音清。

(6)协助患者清洁口腔。

(7)整理床单位,协助患者取舒适卧位。

(8)整理用物,脱隔离衣。

(9)洗手、记录,确认医嘱。

(四)注意事项

(1)注意保护胸、腹部伤口,合并气胸、肋骨骨折时禁做叩击。

(2)根据患者体型、营养状况、耐受能力,合理选择叩击方式、时间和频率。

(3)操作过程中密切观察患者意识及生命体征变化。

(五)评价标准

(1)患者能够知晓护士告知的事项,对服务满意。

(2)操作过程规范、安全,动作娴熟。

二、经鼻或经口腔吸痰

(一)目的

充分吸出痰液,保持患者呼吸道通畅,确保患者安全。

(二)操作前准备

1.告知患者和家属

操作目的、方法、注意事项、配合方法。

2.评估患者

(1)病情、意识状态、生命体征、承受能力、合作程度。

(2)双肺呼吸音、痰鸣音、氧疗情况、SpO_2、咳嗽能力。

(3)痰液的性状。

(4)义齿、口腔及鼻腔状况。

3.操作护士

着装整洁、修剪指甲、洗手、戴口罩。

4.物品准备

治疗车、治疗盘、吸痰包、一次性吸痰管、灭菌注射用水、负压吸引装置一套、隔离衣、快速手消毒剂、污物桶、消毒桶;必要时备压舌板、开口器、舌钳、口咽通气道、听诊器。

5.环境

整洁、安静。

(三)操作过程

(1)穿隔离衣,携用物至患者床旁,核对腕带及床头卡。

(2)协助患者取适宜卧位,取下活动义齿。

(3)连接电源,打开吸引器,调节负压吸引压力 20.0~26.7 kPa(150~200 mmHg)。

(4)戴一次性无菌手套,连接吸痰管。

(5)吸痰管经口或鼻插入气道(进管时阻断负压),边旋转边向上提拉,每次吸痰时间不超过15秒。

(6)吸痰过程中密切观察患者生命体征、血氧饱和度及痰液情况,听诊呼吸音。

(7)吸痰结束,用手上的一次性手套包裹吸痰管,丢入污物桶。

(8)冲洗管路。

(9)整理床单位,协助患者取安全、舒适体位。

(10)整理用物,按医疗垃圾分类处理用物;消毒仪器及管路。

(11)脱隔离衣,擦拭治疗车。

(12)洗手、记录、确认医嘱。

(四)注意事项

(1)观察患者生命体征、血氧饱和度变化及痰液情况,并准确记录。

(2)遵循无菌原则,插管动作轻柔。吸痰管到达适宜深度前避免负压,逐渐退出的过程中提供负压。

(3)选择粗细、长短、质地适宜的吸痰管。

(4)按需吸痰,每次吸痰时均须更换吸痰管。

(5)患者痰液黏稠时可以配合翻身叩背、雾化吸入,患者发生缺氧症状时如发绀、心率下降应停止吸痰,休息后再吸。

(6)吸痰过程中,鼓励并指导清醒患者深呼吸,进行有效咳嗽。

(五)评价标准

(1)患者和家属能够知晓护士告知的事项,并能配合操作。

(2)遵循无菌原则、消毒隔离制度。

(3)操作过程规范、安全、有效,动作轻柔。

三、气管插管吸痰

(一)目的

充分吸出痰液,保持患者呼吸道通畅。

(二)操作前准备

1.告知患者和家属

操作目的、方法、注意事项、配合方法。

2.评估患者

(1)病情、意识状态、合作程度。

(2)心电监护及管路状况。

3.操作护士

着装整洁、修剪指甲、洗手、戴口罩。

4.物品准备

治疗车、负压吸引装置一套、一次性吸痰管、无菌生理盐水、隔离衣、快速手消毒剂、污物桶、消毒桶。

5.环境

安静、整洁。

(三)操作过程

(1)穿隔离衣,携用物至患者床边,核对患者腕带及床头卡。

(2)协助患者取仰卧位,头偏向操作者侧。

(3)吸痰前给予2分钟纯氧吸入。

(4)连接电源,打开吸引器,调节负压吸引压力 20.0～26.7 kPa(150～200 mmHg)。

(5)戴一次性无菌手套,连接吸痰管。

(6)正确开放气道,迅速将吸痰管插入至适宜深度,边旋转边向上提拉,每次吸痰时间不超过15秒。

(7)观察患者生命体征、血氧饱和度变化,痰液的性状、量及颜色,听诊呼吸音。

(8)吸痰结束后再给予纯氧吸入2分钟。

(9)吸痰管用手上的一次性手套包裹,丢入污物桶。

(10)冲洗管路并妥善放置。

(11)整理床单位,协助患者取安全、舒适体位。

(12)整理用物,按医疗垃圾分类处理用物。

(13)脱隔离衣,擦拭治疗车。

(14)洗手、记录、确认医嘱。

(四)注意事项

(1)观察患者生命体征及呼吸机参数变化,如呼吸道被痰液堵塞、窒息,发生应立即吸痰。

(2)遵循无菌原则,每次吸痰时均须更换吸痰管,应先吸气管内,再吸口鼻处。

(3)吸痰前整理呼吸机管路,倾倒冷凝水。

(4)掌握适宜的吸痰时间。呼吸道管路每周更换消毒一次,发现污染严重,随时更换。

(5)注意吸痰管插入是否顺利,遇有阻力时,应分析原因,不得粗暴操作。

(6)选择型号适宜的吸痰管,吸痰管外径应≤气管插管内径的1/2。

(7)吸痰过程中,鼓励并指导清醒患者深呼吸,进行有效咳痰。

(五)评价标准

(1)患者和家属能够知晓护士告知的事项,并能配合操作。

(2)遵循无菌技术、标准预防、消毒隔离原则。

(3)护士操作过程规范、安全、有效。

四、排痰机使用

(一)目的

协助排除肺部痰液,预防、减轻肺部感染。

(二)操作前准备

1.告知患者

操作目的、方法、注意事项、配合方法。

2.评估患者

(1)病情、意识状态、耐受能力、心理反应、合作程度。

(2)胸部皮肤情况及肺部痰液分布情况。

3.操作护士

着装整洁、修剪指甲、洗手、戴口罩。

4.物品准备

振动排痰机、叩击头套、快速手消毒剂。

5.环境

整洁、安静、私密。

(三)操作步骤

(1)携用物至患者床旁,核对腕带及床头卡。

(2)协助患者取适宜体位。

(3)连接振动排痰机电源,开机。

(4)调节强度、频率。

(5)选择排痰模式(自动和手动),定时。

(6)安装适宜的叩击头及套。

(7)叩击头振动后,方可放于胸部背部及前后两侧并给予适当的压力治疗。

(8)治疗结束,撤除叩击头套。

(9)整理床单位,协助患者取安全、舒适卧位。

(10)整理用物,按医疗垃圾分类处理用物。

(11)洗手、记录、确认医嘱。

(四)注意事项

(1)注意皮肤感染、胸部肿瘤、心内附壁血栓、严重心房颤动、心室颤动、急性心肌梗死、不能耐受振动的患者禁忌使用。

(2)密切监测患者病情变化,如患者感到不适,应及时停止治疗。

(3)应将叩击头置于叩击部位不动,持续数秒,再更换叩击部位,或叩击头缓慢在身体表面移动,要避免快速移动,以免影响治疗效果。

(4)根据患者情况选择治疗时间,一般为5~10分钟。

(五)评价标准

(1)患者和家属能够知晓护士告知的事项,对服务满意。

(2)注意观察患者肺部情况。

(3)护士操作过程规范、准确。

第四节 导 尿 术

一、目的

(1)为尿潴留患者解除痛苦;使尿失禁患者保持会阴清洁干燥。

(2)收集无菌尿标本,做细菌培养。

(3)避免盆腔手术时误伤膀胱,为危重、休克患者正确记录尿量,测尿比重提供依据。

(4)检查膀胱功能,测膀胱容量、压力及残余尿量。

(5)鉴别尿闭和尿潴留,以明确肾功能不全或排尿功能障碍。

(6)诊断及治疗膀胱和尿道的疾病,如进行膀胱造影或对膀胱肿瘤患者进行化学治疗(简称化疗)等。

二、准备

(一)物品准备

治疗盘内:橡皮圈1个,别针1枚,备皮用物1套,一次性无菌导尿包1套

(治疗碗两个、弯盘、双腔气囊导尿管根据年龄选不同型号导尿管,弯血管钳1把、镊子1把、小药杯内置棉球若干个,液状石蜡棉球瓶1个,洞巾1块)。弯盘1个,一次性手套1双,治疗碗1个(内盛棉球若干个),弯血管钳1把、镊子两把、无菌手套1双,常用消毒溶液:0.1%苯扎溴铵(新洁尔灭)、0.1%氯己定等,无菌持物钳及容器1套,男患者导尿另备无菌纱布两块。

治疗盘外:小橡胶单和治疗巾1套(或一次性治疗巾),便盆及便盆巾。

(二)患者、护理人员及环境准备

患者了解导尿目的、方法、注意事项及配合要点。取仰卧屈膝位,调整情绪,指导或协助患者清洗外阴,备便盆。护理人员应衣帽整齐,修剪指甲,洗手,戴口罩。环境安静、整洁、光线、温湿度适宜,关闭门窗,备屏风或隔帘。

三、评估

(1)评估患者病情、治疗情况、意识、心理状态及合作度。

(2)患者排尿功能异常的程度,膀胱充盈度及会阴部皮肤、黏膜的完整性。

(3)向患者解释导尿的目的、方法、注意事项及配合要点。

四、操作步骤

(1)将用物推至患者处,核对患者床号、姓名,向患者解释导尿的目的、方法、注意事项及配合要点。消除患者紧张和窘迫的心理,以取得合作。

(2)用屏风或隔帘遮挡患者,保护患者的隐私,使患者精神放松。

(3)帮助患者清洗外阴部,减少逆行尿路感染的机会。

(4)检查导尿包的日期,是否严密干燥,确保物品无菌性,防止尿路感染。

(5)根据男女性尿道解剖特点执行不同的导尿术。

(一)男性患者导尿术操作步骤

(1)操作者位于患者右侧,帮助患者取仰卧屈膝位,脱去对侧裤腿,盖在近侧腿上,对侧下肢和上身用盖被盖好,两腿略外展,暴露外阴部。

(2)将一次性橡胶单和治疗巾垫于患者臀下,弯盘放于患者臀部,治疗碗内盛棉球若干个。

(3)左手戴手套,用纱布裹住阴茎前1/3,将阴茎提起,另一手持镊子夹消毒棉球按顺序消毒,阴茎后2/3部－阴阜－阴囊暴露面。

(4)用无菌纱布包裹消毒过的阴茎后2/3部－阴阜－阴囊暴露面,消毒阴茎前1/3,并将包皮向后推,换另一把镊子夹消毒棉球消毒尿道口,向外螺旋式擦拭龟头－冠状沟－尿道口数次,包皮和冠状沟易藏污,应彻底消毒,预防感染。污棉球置于弯盘内移至床尾。

(5)在患者两腿间打开无菌导尿包,用持物钳夹浸消毒液的棉球于药杯内。

(6)戴无菌手套,铺洞巾,使洞巾与包布内面形成无菌区域。嘱患者勿移动肢体保持体位,以免污染无菌区。

(7)按操作顺序排列好用物,用镊子取液状石蜡棉球,润滑导尿管前端。

(8)左手用纱布裹住阴茎并提起,使之与腹壁呈 60°,使耻骨前弯消失,便于插管。将包皮向后推,右手用镊子夹取浸消毒液的棉球,按顺序消毒尿道口、螺旋消毒龟头、冠状沟、尿道口数遍,每个棉球只可用一次,禁止重复使用,确保消毒部位不受污染,污棉球置于弯盘内,右手将弯盘移至靠近床尾无菌区域边沿,便于操作。

(9)左手固定阴茎,右手将治疗碗置于洞巾口旁,男性尿道长而且又有 3 个狭窄处,当插管受阻时,应稍停片刻嘱患者深呼吸,减轻尿道括约肌紧张,再徐徐插入导尿管,切忌用力过猛而损伤尿道。

(10)用另一只血管钳夹持导尿管前端,对准尿道口轻轻插入 20～22 cm,见尿液流出后,再插入约 2 cm,将尿液引流入治疗碗(第一次放尿不超过 1 000 mL,防止大量放尿,腹腔内压力急剧下降,血液大量滞留腹腔血管内,血压下降虚脱及膀胱内压突然降低,导致膀胱黏膜急剧充血,发生血尿)。

(11)治疗碗内尿液盛 2/3 满后,可用血管钳夹住导尿管末端,将尿液导入便器内,再打开导尿管继续放尿。注意询问患者的感觉,观察患者的反应。

(12)导尿毕,夹住导尿管末端,轻轻拔出导尿管,避免损伤尿道黏膜。撤下洞巾,擦净外阴,脱去手套置弯盘内,撤出臀部一次性橡胶单和治疗巾置治疗车下层。协助患者穿好裤子,整理床单位。

(13)整理用物。

(14)洗手,记录。

(二)女性患者导尿术操作步骤

(1)操作者位于患者右侧,帮助患者取仰卧屈膝位,脱去对侧裤腿,盖在近侧腿上,对侧下肢和上身用盖被盖好,两腿略外展,暴露外阴部。

(2)将一次性橡胶单和治疗巾垫于患者臀下,弯盘放于患者臀部,治疗碗内盛棉球若干个。

(3)左手戴手套,右手持血管钳夹取消毒棉球做外阴初步消毒,按由外向内,自上而下,依次消毒阴阜、两侧大阴唇。

(4)左手分开大阴唇,换另一把镊子按顺序消毒大小阴唇之间－小阴唇－尿道口－自尿道口至肛门,减少逆行感染的机会。污棉球置于弯盘内,消毒完毕,脱下手套置于治疗碗内,污物放置治疗车下层。

(5)在患者两腿间打开无菌导尿包,用持物钳夹浸消毒液的棉球于药杯内。

(6)戴无菌手套,铺洞巾,使洞巾与包布内面形成无菌区域。嘱患者勿移动肢体保持体位,以免污染无菌区。

(7)按操作顺序排列好用物,用镊子取液状石蜡棉球,润滑导尿管前端。

(8)左手拇指、示指分开并固定小阴唇,右手持弯持物钳夹取消毒棉球,按由内向外,自上而下顺序消毒尿道口、两侧小阴唇、尿道口,尿道口处要重复消毒一次,污棉球及弯血管钳置于弯盘内,右手将弯盘移至靠近床尾无菌区域边沿,便于操作。

(9)右手将无菌治疗碗移至洞巾旁,嘱患者张口呼吸,用另一只弯血管钳夹持导尿管对准导尿口轻轻插入尿道4~6 cm,见尿液后再插入1~2 cm。

(10)左手松开小阴唇,下移固定导尿管,将尿液引入治疗碗。注意询问患者的感觉,观察患者的反应。

(11)导尿毕,夹住导管末端,轻轻拔出导尿管,避免损伤尿道黏膜。撤下洞巾,擦净外阴,脱去手套置弯盘内,撤出臀部一次性橡胶单和治疗巾置治疗车下层。协助患者穿好裤子,整理床单位。

(12)整理用物。

(13)洗手,记录。

五、注意事项

(1)向患者及其家属解释留置导尿管的目的和护理方法,使其认识到预防泌尿道感染的重要性,并主动参与护理。

(2)保持引流通畅,避免导尿管扭曲堵塞,造成引流不畅。

(3)防止泌尿系统逆行感染。

(4)患者每天摄入足够的液体,每天尿量维持在2 000 mL以上,达到自然冲洗尿路的目的,以减少尿路感染和结石的发生。

(5)保持尿道口清洁,女患者用消毒棉球擦拭外阴及尿道口,如分泌物过多,可用0.02%高锰酸钾溶液冲洗,再用消毒棉球擦拭外阴及尿道口。男患者用消毒棉球擦拭尿道口、阴茎头及包皮,1~2次/天。

(6)每周定时更换集尿袋1次,定时排空集尿袋,并记录尿量。

(7)每月定时更换导尿管1次。

(8)采用间歇性夹管方式,训练膀胱反射功能。关闭导尿管,每4小时开放

1 次,使膀胱定时充盈和排空,促进膀胱功能的回复。

(9)离床活动时,应用胶布将导尿管远端固定在大腿上,集尿袋不得超过膀胱高度,防止尿液逆流。

(10)协助患者更换体位,倾听患者主诉,并观察尿液性状、颜色和量,尿常规每周检查一次,若发现尿液混浊、沉淀、有结晶,应做膀胱冲洗。

第五节 灌 肠 术

一、目的

(1)刺激肠蠕动,软化和清除粪便,排出肠内积气,减轻腹胀。

(2)清洁肠道,为手术、检查和分娩做准备。

(3)稀释和清除肠道内有害物质,减轻中毒。

(4)为高热患者降温。

根据灌肠的目的不同分为保留灌肠和不保留灌肠。不保留灌肠按灌入液体量不同,分大量不保留灌肠和小量不保留灌肠(小量不保留灌肠适用于危重患者、老年体弱、小儿、孕妇等)。

二、准备

(一)物品准备

1.治疗盘内备

通便剂按医嘱备、一次性手套 1 双、剪刀(用开塞露时)1 把,弯盘 1 个,卫生纸、纱布 1 块。

2.治疗盘外备

温开水(用肥皂栓时)适量、屏风、便盆、便盆布 1 个。

(二)患者、护理人员及环境准备

患者了解通便目的、方法、注意事项及配合要点。取侧卧屈膝位,调整情绪,指导或协助患者清洗肛周,备便盆。护理人员应衣帽整齐,修剪指甲,洗手,戴口罩。环境安静、整洁、光线、温湿度适宜,关闭门窗,备屏风或隔帘,保护患者隐私,消除紧张、恐惧心理,取得合作。

三、评估

(1)评估患者病情、治疗情况、意识、心理状态及合作度。

(2)评估患者的腹胀情况、肛周皮肤、黏膜的完整性。

四、操作步骤

(1)关闭门窗,用屏风遮挡患者,保护患者隐私。

(2)条件许可患者可帮助其取左侧卧位,双腿屈曲,背向操作者,暴露肛门,便于操作。

(3)患者臀部移至床沿,臀下铺一次性尿垫,保持床单清洁,便器放置在床旁。

(4)将弯盘置于臀部旁,用血管钳关闭灌肠筒胶管倒灌肠液于筒内,悬挂灌肠筒于输液架上,灌肠筒内液面与肛门距离不超过 30 cm。

(5)将玻璃接头一头连接肛管,另一头连接灌肠筒胶管。

(6)戴一次性手套,一手分开肛门,暴露肛门口,嘱患者张口呼吸,使患者放松便于插管,另一手将肛管轻轻旋转插入肛门,沿着直肠壁进入直肠7~10 cm。

(7)固定肛管,打开血管钳,缓缓注入灌肠液,速度不可过快过猛,以防刺激肠黏膜,出现排便。

(8)用血管钳关闭灌肠筒胶管,一手持卫生纸紧贴肛周下沿,防止灌肠液流出,另一手将肛管轻轻拔出,置弯盘内。

(9)擦净肛周,协助患者取舒适卧位,灌肠液在体内保留 10~20 分钟后再排便。充分软化粪便,提高灌肠效果。

(10)清理用物。

(11)协助患者排便,整理床单位。洗手、记录。

五、注意事项

(1)灌肠液温度控制在 38 ℃,温度过高损伤肠黏膜,温度过低可引起肠痉挛。

(2)灌肠如遇患者有便意、腹胀时,嘱患者做深呼吸,让灌肠液在体内尽量保留 10~20 分钟后再排便。

(3)消化道出血、急腹症、妊娠、严重心血管疾病患者禁忌灌肠。

六、相关护理方法

(一)人工取便术

(1)条件许可患者可帮助其取左侧卧位,双腿屈曲,背向操作者,暴露肛门,便于操作。

(2)患者臀下铺一次性尿垫保持床单清洁,便器放置在床旁。

(3)戴一次性手套,在右手示指端倒 1～2 mL 的 2％利多卡因,插入肛门停留 5 分钟,利多卡因对肛管和直肠起麻醉作用,能减少刺激,减轻疼痛。

(4)嘱患者张口呼吸,轻轻旋转插入肛门,沿着直肠壁进入直肠。

(5)手指轻轻摩擦,松弛粪块,取出粪块,放入便器,重复数次,直至取净,动作轻柔,避免损伤肠黏膜或引起肛周水肿。

(6)取便过程中注意观察患者的生命体征和反应,如发现面色苍白、出汗、疲惫等表现,应暂停,休息片刻,若患者心率明显改变,应立即停止操作。

(7)操作结束,清洗肛门和臀部并擦干,病情许可时可行热水坐浴,促进局部血液循环,减轻疼痛防止病原微生物传播。

(8)整理消毒用物,洗手并记录。

(9)注意事项:有肛门黏膜溃疡、肛裂及肛门剧烈疼痛者禁用此法。

(二)便秘的护理

(1)正确引导,安排合理膳食结构。

(2)协助患者适当增加运动量。

(3)养成良好的排便习惯。

(4)腹部进行环形按摩,通过按摩腹部,刺激肠蠕动,促进排便。方法:用右手或双手叠压稍微按压腹部,自右下腹盲肠部开始,依结肠蠕动方向,经升结肠、横结肠、降结肠、乙状结肠做环形按摩,或在乙状结肠部,由近心端向远心端做环形按摩,每次 5～10 分钟,每天 2 次。可由护士操作或指导患者自己进行。

(5)遵医嘱给予口服缓泻药物,禁忌长期使用,产生依赖性而失去正常的排便功能。

(6)简便通便术包括通便剂通便术和人工取便术,是患者及家属经过护士指导,可自行完成的一种简单易行、经济有效的护理技术。常用剂通便剂有开塞露(由 50％的甘油或少量山梨醇制成,装于塑料胶壳内一种溶剂)、甘油栓(由甘油和硬脂酸制成,为无色透明或半透明栓剂,呈圆锥形,密封于塑料袋内一种溶剂,需冷藏储存)、肥皂栓(将普通肥皂削成底部直径 1 cm,长 3～4 cm 圆锥形栓剂)。具有吸收水分、软化粪便、润滑肠壁刺激肠蠕动的作用。人工取便术是用手指插入直肠,破碎并取出嵌顿粪便的方法。常用于粪便嵌塞的患者采用灌肠等通便术无效时,以解除患者痛苦的方法。

第二章

呼吸内科护理

第一节 急性呼吸道感染

急性呼吸道感染通常包括急性上呼吸道感染和急性气管-支气管炎。急性上呼吸道感染是鼻腔、咽或喉部急性炎症的总称,常见病原体为病毒,仅有少数由细菌引起。本病全年皆可发病,但冬春季节多发,具有一定的传染性,有时引起严重的并发症,应积极防治。急性气管-支气管炎是指感染、物理、化学、过敏等因素引起的气管-支气管黏膜的急性炎症,可由急性上呼吸道感染蔓延而来。多见于寒冷季节或气候多变时。

一、病因及发病机制

(一)急性上呼吸道感染

急性上呼吸道感染有 70%~80% 由病毒引起,其中主要包括流感病毒、副流感病毒、呼吸道合胞病毒、腺病毒、鼻病毒等。由于感染病毒类型较多,又无交叉免疫,人体产生的免疫力较弱且短暂,同时在健康人群中有病毒携带者,故一个人可有多次发病。细菌感染占 20%~30%,可直接或继病毒感染之后发生,以溶血性链球菌最为多见,其次为流感嗜血杆菌、肺炎链球菌和葡萄球菌等,偶见革兰氏阴性杆菌。当全身或呼吸道局部防御功能降低时,尤其是年老体弱或有慢性呼吸道疾病者更易患病,原先存在于上呼吸道或外界侵入的病毒和细菌迅速繁殖,引起本病。通过含有病毒的飞沫或被污染的用具传播,引起发病。

(二)急性气管-支气管炎

急性气管-支气管炎由病毒、细菌直接感染,或急性上呼吸道病毒(如腺病毒、流感病毒)、细菌(如流感嗜血杆菌、肺炎链球菌)感染迁延而来,也可在病毒感染后继发细菌感染,亦可为衣原体和支原体感染。过冷空气、粉尘、刺激性气体或烟雾的吸入使气管-支气管黏膜受到急性刺激和损伤,引起本病。花粉、有机粉尘、真菌孢子等的吸入,以及对细菌蛋白质过敏等,均可引起气管-支气管的变态反应。寄生虫(如钩虫、蛔虫的幼虫)移行至肺,也可致病。

二、临床表现

(一)急性上呼吸道感染

主要症状和体征个体差异大,根据病因不同可有不同类型,各型症状、体征之间无明显界定,也可互相转化。

1.普通感冒

普通感冒又称急性鼻炎或上呼吸道卡他,以鼻咽部卡他症状为主要表现,俗称"伤风"。成人多为鼻病毒所致,起病较急,初期有咽干、咽痒或咽痛,同时或数小时后有打喷嚏、鼻塞、流清水样鼻涕,2～3天后分泌物变稠,伴咽鼓管炎可引起听力减退,伴流泪、味觉迟钝、声嘶、少量咳嗽、低热不适、轻度畏寒和头痛。检查可见鼻腔黏膜充血、水肿、有分泌物,咽部轻度充血。如无并发症,一般经5～7天痊愈。

2.流行性感冒

流行性感冒(简称流感)则由流感病毒引起,起病急,鼻咽部症状较轻,但全身症状较重,伴高热、全身酸痛和眼结膜炎症状。而且常有较大或大范围的流行。

3.病毒性咽炎和喉炎

临床特征为咽部发痒、不适和灼热感、声嘶、讲话困难、咳嗽、咳嗽时咽喉疼痛,无痰或痰呈黏液性,有发热和乏力,伴有咽下疼痛时,常提示有链球菌感染,体检发现咽部明显充血和水肿、局部淋巴结肿大且触痛,提示流感病毒和腺病毒感染,腺病毒咽炎可伴有眼结膜炎。

4.疱疹性咽峡炎

主要由柯萨奇病毒A引起,夏季好发。有明显咽痛、常伴有发热,病程约1周。体检可见咽充血,软腭、腭垂、咽和扁桃体表面有灰白色疱疹及浅表溃疡,周围有红晕。多见儿童,偶见于成人。

5.咽结膜热

常为柯萨奇病毒、腺病毒等引起。夏季好发,游泳传播为主,儿童多见。表现为发热、咽痛、畏光、流泪、咽及结膜明显充血。病程为4～6天。

6.细菌性咽-扁桃体炎

多由溶血性链球菌感染所致,其次为流感嗜血杆菌、肺炎链球菌、葡萄球菌等引起。起病急,咽痛明显、伴畏寒、发热,体温超过 39 ℃。检查可见咽部明显充血,扁桃体充血肿大,其表面有黄色点状渗出物,颌下淋巴结肿大伴压痛,肺部无异常体征。

(二)急性气管-支气管炎

起病较急,常先有急性上呼吸道感染的症状,继之出现干咳或少量黏液性痰,随后可转为黏液脓性或脓性痰液,痰量增多,咳嗽加剧,偶可痰中带血。全身症状一般较轻,可有发热,38 ℃左右,多于 3～5 天后消退。咳嗽、咳痰为最常见的症状,常为阵发性咳嗽,咳嗽、咳痰可延续 2～3 周才消失,如迁延不愈,则可演变为慢性支气管炎。呼吸音常正常或增粗,两肺可听到散在干、湿性啰音。

三、护理

(一)护理目标

患者躯体不适缓解,日常生活不受影响;体温恢复正常;呼吸道通畅;睡眠改善;无并发症发生或并发症被及时控制。

(二)护理措施

1.一般护理

注意隔离患者,减少探视,避免交叉感染。患者咳嗽或打喷嚏时应避免对着他人。患者使用的餐具、痰盂等用具应按规定消毒,或用一次性器具,回收后焚烧弃去。多饮水,补充足够的热量,给予清淡易消化、高热量、丰富维生素、富含营养的食物。避免刺激性食物,戒烟、酒。患者以休息为主,特别是在发热期间。部分患者往往因剧烈咳嗽而影响正常的睡眠,可给患者提供容易入睡的休息环境,保持病室适宜温度、湿度和空气流通。保证周围环境安静,关闭门窗。指导患者运用促进睡眠的方式,如睡前泡脚、听音乐等。必要时可遵医嘱给予镇咳、祛痰或镇静药物。

2.病情观察

关注疾病流行情况、鼻咽部发生的症状、体征及血常规和 X 线胸片改变。注意并发症,如耳痛、耳鸣、听力减退、外耳道流脓等提示中耳炎;如头痛剧烈、发热、伴脓涕、鼻窦有压痛等提示鼻窦炎;如在恢复期出现胸闷、心悸、眼睑水肿、腰酸和关节痛等提示心肌炎、肾炎或风湿性关节炎,应及时就诊。

3.对症护理

(1)高热护理:体温>37.5 ℃,应每4小时测体温1次,观察体温过高的早期症状和体征,体温突然升高或骤降时,应随时测量和记录,并及时报告医师。体温>39 ℃时,要采取物理降温。降温效果不好可遵照医嘱选用适当的解热剂进行降温。患者出汗后应及时处理,保持皮肤的清洁和干燥,并注意保暖。鼓励多饮水。

(2)保持呼吸道通畅:清除气管、支气管内分泌物,减少痰液在气管、支气管内的聚积。指导患者采取舒适的体位进行有效咳嗽。观察咳痰情况,如痰液较多且黏稠,可嘱患者多饮水,或遵照医嘱给予雾化吸入治疗,以湿润气道、利于痰液排出。

4.用药护理

(1)对症治疗:选用抗感冒复合剂或中成药减轻发热、头痛,减少鼻、咽充血和分泌物,如对乙酰氨基酚、银翘解毒片等。干咳者可选用右美沙芬、喷托维林等;咳嗽有痰可选用复方氯化铵合剂、溴己新或雾化祛痰。咽痛者可含服喉片或草珊瑚片等。气喘者可用平喘药,如特布他林、氨茶碱等。

(2)抗病毒药物:早期应用抗病毒药有一定疗效,可选用利巴韦林、奥司他韦、金刚烷胺、吗啉胍和抗病毒中成药等。

(3)抗菌药物:如有细菌感染,最好根据药物敏感试验选择有效抗菌药物治疗,常可选用大环内酯类、青霉素类、氟喹诺酮类及头孢菌素类。

根据医嘱选用药物,告知患者药物的作用、可能发生的不良反应和服药的注意事项,如按时服药;应用抗生素者,注意观察有无迟发变态反应发生;对于应用解热镇痛药者注意避免大量出汗引起虚脱等。发现异常及时就诊等。

5.心理护理

急性呼吸道感染预后良好,多数患者于一周内康复,仅少数患者可因咳嗽迁延不愈而发展为慢性支气管炎,患者一般无明显心理负担。但如果咳嗽较剧烈,加之伴有发热,可能会影响患者的休息、睡眠,进而影响工作和学习,个别患者产生急于缓解咳嗽等症状的焦虑情绪。护理人员应与患者进行耐心、细致的沟通,通过对病情的客观评价,解除患者的心理顾虑,建立治疗疾病的信心。

6.健康指导

(1)疾病知识指导:帮助患者和家属掌握急性呼吸道感染的诱发因素及本病的相关知识,避免受凉、过度疲劳,注意保暖;外出时可戴口罩,避免寒冷空气对气管、支气管的刺激。积极预防和治疗上呼吸道感染,症状改变或加重时应及时就诊。

(2)生活指导:平时应加强耐寒锻炼,增强体质,提高机体免疫力。有规律生活,避免过度劳累。室内空气保持新鲜、阳光充足。少去人群密集的公共场所。戒烟、酒。

(三)护理评价

患者舒适度改善;睡眠质量提高;未发生并发症或发生后被及时控制。

第二节 支气管扩张

支气管扩张是指直径>2 mm支气管由于管壁的肌肉和弹性组织破坏引起的慢性异常扩张。临床表现为慢性咳嗽,咳大量脓性痰和/或反复咯血。患者多有童年麻疹、百日咳或支气管肺炎等病史。由于生活条件的改善,麻疹和百日咳疫苗的预防接种及抗生素的应用等,本病的发病率已明显减少。

一、病因及发病机制

(一)支气管-肺组织感染和阻塞

婴幼儿期支气管-肺组织感染是支气管扩张最常见的原因。由于儿童支气管管腔细和管壁薄,易阻塞,反复感染导致支气管壁各层组织,尤其是平滑肌和弹性纤维的破坏,削弱了对管壁的支撑作用。支气管炎症使支气管黏膜充血、水肿,分泌物阻塞管腔,致使引流不畅而加重感染。另外,支气管内膜结核引起管腔狭窄和阻塞、肺结核纤维组织增生和收缩牵拉、吸入腐蚀性气体、支气管曲真菌感染等均可损伤支气管壁,反复继发感染也可引起支气管扩张。肿瘤、异物、感染、支气管周围肿大的淋巴结或肺癌的压迫可使支气管阻塞导致肺不张,胸腔负压直接牵拉支气管管壁,导致支气管扩张。感染引起支气管阻塞,阻塞又加重感染,两者互为因果,促使支气管扩张的发生与发展。

(二)支气管先天性发育障碍和遗传因素

支气管先天发育障碍,如巨大气管-支气管症、Kartagener综合征(支气管扩张、鼻窦炎及内脏转位)、先天性软骨缺失症、支气管肺隔离症、肺囊性纤维化、遗传性α1-抗胰蛋白酶缺乏症、先天性免疫缺乏症等与发育和遗传因素有关的疾病也可伴有支气管扩张。

(三)全身性疾病

全身性疾病如类风湿关节炎、克罗恩病、溃疡性结肠炎、系统性红斑狼疮、人类免疫缺陷病毒感染等疾病可同时伴有支气管扩张。心肺移植术后也可因移植物慢性排斥发生支气管扩张。有些不明原因的支气管扩张患者体液免疫和/或细胞免疫功能有不同程度的改变,提示支气管扩张可能与机体免疫功能失调有关。

二、临床表现

(一)症状

1.慢性咳嗽、大量脓痰

痰量与体位改变有关,这是由于分泌物积储于支气管的扩张部位,改变体位时分泌物刺激支气管黏膜引起咳嗽和排痰。严重度可用痰量估计:<10 mL/d 为轻度;10~50 mL/d 为中度;>150 mL/d 为重度。感染急性发作时,黄绿色脓痰量明显增加,每天可达数百毫升。感染时痰液静置后出现分层的特征:上层为泡沫,下悬脓性成分,中层为浑浊黏液,下层为坏死组织沉淀物。厌氧菌感染时痰有臭味。

2.反复咯血

50%~70%的患者有不同程度的咯血,可为痰中带血或大量咯血,咯血量与病情严重程度、病变范围有时不一致。部分患者无咳嗽、咳痰,仅以反复咯血为唯一症状,临床上称为"干性支气管扩张",其病变多位于引流良好的上叶支气管,常见于结核性支气管扩张。

3.反复肺部感染

其特点为同一肺段反复发生感染并迁延不愈。

4.慢性感染中毒症状

可出现发热、乏力、食欲缺乏、消瘦、贫血等全身中毒症状。

(二)体征

早期或干性支气管扩张肺部体征可无异常,病变重或继发感染时,在下胸部、背部可闻及固定而持久的局限性粗湿啰音,有时可闻及哮鸣音,部分慢性患者有杵状指(趾)。

三、护理

(一)护理目标

患者能掌握有效咳痰技巧,营养得到改善,未发生并发症。

(二)护理措施

1.一般护理

(1)休息与活动:休息能减少肺活动度,避免因活动诱发咯血。急性感染或病情严重者应卧床休息。保持室内空气流通,维持适宜的温湿度,注意保暖。

(2)饮食护理:提供高热量、高蛋白质、富含维生素饮食,避免冰冷食物诱发咳嗽,少食多餐。指导患者在咳痰后及进食前后漱口,祛除痰臭,保持口腔清洁,促进食欲。为了稀释痰液,利于排痰,应鼓励患者多饮水,每天不少于1 500 mL。合并充血性心力衰竭或肾脏疾病者应指导患者低盐饮食。

2.病情观察

观察痰液的量、颜色、性质、气味,及与体位的关系,痰液静置后是否有分层现象,记录24 小时痰液排出量。观察咯血的颜色、性质及量。病情严重者需观察患者的缺氧情况,是否有呼吸困难、发绀、面色的改变。密切观察病情变化,警惕窒息的各种症状,并备好抢救药品和用品;注意患者有无发热、消瘦、贫血等全身症状。

3.体位引流

体位引流是利用重力作用促使呼吸道分泌物流入气管、支气管排出体外。应根据病变部位采取相应的体位进行引流。如体位引流排痰效果不理想可经纤维支气管镜吸痰及用生理盐水冲洗痰液,也可局部注入抗生素。

(1)引流前准备:引流前向患者说明体位引流的目的、过程和注意事项,消除顾虑,取得合作。同时监测生命体征和肺部听诊,明确病变部位。对于痰液黏稠者,可先用生理盐水雾化吸入。

(2)引流体位:根据病变部位和患者耐受程度采取适当的体位。原则上应使病变部位处于高处,引流支气管开口在下,利于痰液流入大支气管和气管排出。

(3)引流时间:要视病变部位、患者身体状况而定,一般每天 1～3 次,每次15～20 分钟;在空腹下进行。

(4)引流时的观察:引流时应有护士或家人协助,观察患者有无出汗、脉搏细弱、头晕、疲劳、面色苍白等症状,如出现咯血、头晕、发绀、心悸、呼吸困难等情况,应及时停止引流。评估患者对体位引流的耐受程度,在体位引流过程中,鼓励并指导患者做腹式深呼吸,辅以胸部叩击或震荡等措施。同时指导患者进行有效咳嗽,以提高引流效果。

(5)引流后的护理:引流后,协助患者休息,给予漱口,并记录痰量和性质,复查生命体征和肺部呼吸音及啰音变化。评价体位引流的效果。

4.咯血的护理

(1)饮食护理:大量咯血者暂时禁食,小量咯血者或大咯血停止后,宜进少量凉或温的流质饮食,多饮水、多食含纤维素食物,保持大便通畅,避免排便时增加腹压而引起再度咯血。

(2)休息与体位:小量咯血者应静卧休息,中量和大量咯血者需绝对卧床休息,保持病室安静,避免搬动患者。协助患者取平卧位,头偏向一侧,及时咯出或吸出呼吸道积血,防止血块阻塞呼吸道;或取患侧卧位(如肺结核),减少患侧活动度,防止病灶向健侧扩散,有利于健侧肺的通气功能。如若有窒息征象立即采取头低脚高体位,轻叩背部,排出血块,必要时做好气管插管或气管切开的准备。

(3)其他:告诉患者咯血时不能屏气,以免诱发喉头痉挛,血液引流不畅形成血块,导致窒息。保持呼吸道的通畅,嘱患者轻轻将气管内存留的积血咯出。及时为患者擦净血迹,漱口,保持口腔清洁、舒适,以防口腔异味刺激,再度引起咯血。

5.防止窒息的护理

(1)备好抢救物品,如吸引器、氧气、鼻导管、气管切开包、止血药、呼吸兴奋剂、升压药等抢救设备和药品。

(2)注意观察患者有无胸闷、气急、发绀、烦躁、面色苍白、大汗淋漓等异常表现,监测生命指征。

(3)痰液黏稠咳痰无力者,可经鼻腔吸痰,为防止吸痰引起低氧血症,重症患者应在吸痰前后加大吸氧浓度。

(4)咯血时劝告患者身心放松,不要屏气,防止声门痉挛,应将气管内痰液和积血轻轻咳出,保持气道通畅。

(5)大咯血出现窒息征象时,立即取头低脚高 45°俯卧位,面部偏向一边,轻拍背部以利于血块排出,迅速清除口鼻腔血凝块,必要时行气管插管或气管切开。

6.用药护理

治疗原则:保持呼吸道引流通畅,控制感染,处理咯血,必要时手术治疗。

(1)保持呼吸道通畅:遵医嘱应用祛痰药及支气管舒张药稀释脓痰和促进排痰,再经体位引流清除痰液,痰液引流和抗生素治疗同等重要,以减少继发感染及减轻全身中毒症状。祛痰药可选用溴己新或盐酸氨溴索。支气管舒张药在支气管痉挛时,用 β_2 受体激动剂、异丙托溴铵喷雾吸入或口服氨茶碱及其缓释制剂。

(2)控制感染:急性感染期的主要治疗措施。轻症者可口服阿莫西林或第一、二代头孢菌素,喹诺酮类药物、磺胺类药物。重症患者特别是假单胞菌属细菌感染者,常选用抗假单胞菌抗生素,常需静脉给药,如头孢他啶、头孢吡肟和亚胺培南等。如有厌氧菌混合感染,加用甲硝唑、替硝唑或克林霉素。雾化吸入庆大霉素或妥布霉素可改善气道分泌和炎症。

(3)抗生素、祛痰剂、支气管舒张药,掌握药物的疗效、剂量、用法和不良反应。

7.心理护理

该病迁延不愈,患者易产生悲观、焦虑心理;咯血时,又感到对生命造成严重威胁,会出现恐惧,甚至绝望的心理。医护人员态度应亲切,多与患者交谈,说明支气管扩张反复发作的原因及治疗进展,来帮助患者树立战胜疾病的信心,消除焦虑不安心理。咯血时,医护人员应陪伴及安慰患者,使患者情绪稳定,避免因情绪波动加重出血。

8.健康指导

(1)预防呼吸道感染:支气管扩张与感染密切相关。积极防治百日咳、麻疹、支气管肺炎、肺结核等呼吸道感染;及时治疗上呼吸道慢性病灶(如龋齿、扁桃体炎、鼻窦炎),避免受凉,预防感冒;减少刺激性气体吸入等措施。戒烟、避免烟雾和灰尘刺激有助于避免疾病的复发,防止病情恶化。

(2)疾病及保健知识的指导:帮助患者和家属了解疾病发生、发展与治疗、护理过程。与患者及家属共同制订长期防治的计划。指导患者自我监测病情,患者和家属应学会识别病情变化的征象,学会识别支气管扩张典型的临床表现;一旦发现症状加重,如痰量增多、血痰、呼吸困难加重、发热、寒战和胸痛等,应及时就诊。掌握有效咳嗽、雾化吸入、体位引流方法,以及抗生素的作用、用法、不良反应等。

(3)生活指导:讲明营养对机体康复的作用,使患者能主动摄取必需的营养素,以增加机体抗病能力。鼓励患者参加体育锻炼,建立良好的生活习惯,劳逸结合,消除紧张心理,防止病情进一步恶化,以维护心、肺功能状态。

(三)护理评价

患者能进行有效的咳嗽,将痰液咳出,保持呼吸道的通畅。能识别咯血的先兆,并采取有效的预防措施。症状消失或明显改善,未发生窒息。

第三节 支气管哮喘

支气管哮喘(简称哮喘)是由多种细胞(如嗜酸性粒细胞、肥大细胞、T 淋巴细胞、中性粒细胞、气道上皮细胞等)和细胞组分参与的气道慢性炎症性疾病。这种慢性炎症导致气道高反应性和广泛多变的可逆性气流受限,并引起反复发作性的喘息、气急、胸闷或咳嗽等症状,常在夜间和/或清晨发作和加重,多数患者可自行缓解或治疗后缓解。支气管哮喘如贻误诊治,随病程的延长可产生气道不可逆性狭窄和气道重塑。因此,合理的防治至关重要。

一、病因及发病机制

(一)病因

本病的病因不十分清楚。目前认为哮喘是多基因遗传病,受遗传因素和环境因素双重影响。

1.遗传因素

哮喘发病具有明显的家族集聚现象,临床家系调查发现,哮喘患者亲属患病率高于群体患病率,且亲缘关系越近患病率越高;病情越严重,其亲属患病率也越高。

2.环境因素

主要为哮喘的激发因素,如下。

(1)吸入性变应原:尘螨、花粉、真菌、动物毛屑、二氧化硫、氨气等各种特异和非特异性吸入物。

(2)感染:细菌、病毒、原虫、寄生虫等。

(3)食物:鱼、虾、蟹、蛋类、牛奶等。

(4)药物:普萘洛尔、阿司匹林等。

(5)其他:气候改变、运动、妊娠等。

(二)发病机制

哮喘的发病机制非常复杂(图 2-1),变态反应、气道炎症、气道反应性增高和神经等因素及其相互作用被认为与哮喘的发病关系密切。其中气道炎症是哮喘发病的本质,而气道高反应性是哮喘的重要特征。根据变应原吸入后哮喘发生的时间,可分为速发性哮喘反应(IAR)、迟发性哮喘反应(LAR)和双相型哮喘反应(DAR)。IAR 在吸入变应原的同时立即发生反应,15～30 分钟达高峰,2 小时逐渐恢复正常。LAR 在吸入变应原 6 小时左右发作,持续时间长,症状重,常呈持续性哮喘表现,为气道慢性炎症反应的结果。

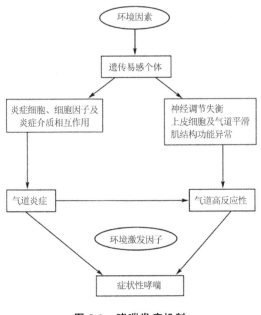

图 2-1 哮喘发病机制

二、临床表现

(一)症状

典型表现为发作性呼气性呼吸困难或发作性胸闷和咳嗽,伴有哮鸣音。严重者呈强迫坐位或端坐呼吸,甚至出现发绀等;干咳或咳大量泡沫样痰。哮喘发作前常有干咳、呼吸紧迫感、连续打喷嚏、流泪等先兆表现;有时仅以咳嗽为唯一的症状(咳嗽变异性哮喘)。哮喘症状可在数分钟内发作,经数小时至数天,用支气管舒张药可缓解或自行缓解。在夜间及凌晨发作和加重常是哮喘的特征之一。有些青少年,在运动时出现咳嗽、胸闷和呼吸困难(运动性哮喘)。

(二)体征

发作时胸部呈过度充气征象,双肺可闻及广泛的哮鸣音,呼气音延长。严重者可有辅助呼吸肌收缩加强、心率加快、奇脉、胸腹反常运动和发绀。但在轻度哮喘或非常严重哮喘发作时,哮鸣音可不出现,称之为寂静胸。非发作期可无阳性体征。

三、分期

根据临床表现哮喘分为急性发作期、慢性持续期和缓解期。

(一)急性发作期

急性发作期是指气促、咳嗽、胸闷等症状突然发生,常有呼吸困难,以呼气流量降低为其特征,常因接触刺激物或治疗不当所致。哮喘急性发作时严重程度评估见表 2-1。

表 2-1　哮喘急性发作时病情严重程度的分级

病情程度	临床表现	生命体征	血气分析	支气管舒张剂
轻度	对日常生活影响不大,可平卧,说话连续成句,步行、上楼时有气短	脉搏<100 次/分	基本正常	能被控制
中度	日常生活受限,稍事活动便有喘息,喜坐位,讲话时断时续,有焦虑和烦躁,哮鸣音响亮而弥漫	脉搏 100~120 次/分	PaO_2 8.0 ~ 10.7 kPa (60~80 mmHg) $PaCO_2$ <6.0 kPa(45 mmHg)	仅有部分缓解
重度	喘息持续发作,日常生活受限,休息时亦喘,端坐前弓位,大汗淋漓,常有焦虑和烦躁	脉搏明显增快,有奇脉、发绀	PaO_2 <8.0 kPa(60 mmHg) $PaCO_2$ >6.0 kPa(45 mmHg)	无效
危重	患者不能讲话,出现意识障碍,呼吸时,哮鸣音明显减弱或消失,胸腹部矛盾运动	脉搏>120 次/分或脉律徐缓不规则,血压下降	PaO_2 <8.0 kPa(60 mmHg) $PaCO_2$ >6.0 kPa(45 mmHg)	无效

注:1 mmHg=0.13 kPa。

(二)慢性持续期

在哮喘非急性发作期,患者仍有不同程度的哮喘症状或 PEF 降低。根据临床表现和肺功能可将慢性持续期的病情程度分为 4 级,见表 2-2。

(三)缓解期

缓解期是指经过或未经过治疗症状、体征消失,肺功能恢复到急性发作前水平,并维持 4 周以上。

表 2-2　哮喘慢性持续期病情严重度的分级

分级	临床表现	肺功能改变
间歇发作(第一级)	症状每周＜1次,短暂发作,夜间哮喘症状每月＜2次	$FEV_1 \geq 80\%$预计值或$PEF \geq 80\%$个人最佳值,PEF或FEV_1变异率＜20%
轻度持续(第二级)	症状每周≥1次,但每天＜1次,可能影响活动及睡眠,夜间哮喘症状每月≥2次,但每周＜1次	$FEV_1 \geq 80\%$预计值或$PEF \geq 80\%$个人最佳值,PEF或FEV_1变异率20%～30%
中度持续(第三级)	每天有症状,影响活动及睡眠,夜间哮喘症状每周≥1次	FEV_1 60%～79%预计值或PEF 60%～79%个人最佳值,PEF或FEV_1变异率＞30%
重度持续(第四级)	每天有症状,频繁发作,经常出现夜间哮喘症状,体力活动受限	FEV_1＜60%预计值或PEF＜60%个人最佳值,PEF或FEV_1变异率＞30%

四、护理

(一)护理目标

患者呼吸困难缓解,能进行有效呼吸;痰液能排出;能正确使用雾化吸入器;未发生并发症。

(二)护理措施

支气管哮喘目前尚无根治的方法。护理措施和治疗的目的为控制症状,防止病情恶化,尽可能保持肺功能正常,维持正常活动能力(包括运动),避免治疗不良反应,防止不可逆气道阻塞,避免死亡。

1.一般护理

(1)环境与体位:提供安静、舒适、温湿度适宜的环境,保持室内清洁、空气流通。脱离变应原非常必要,找到引起哮喘发作的变应原或其他非特异刺激因素,并使患者迅速脱离,这是防治哮喘最有效的方法。病室不宜布置花草,避免使用羽绒或蚕丝织物。发作时,协助患者采取舒适的半卧位或坐位,或用过床桌使患者伏桌休息,以减轻体力消耗。

(2)饮食护理:大约20%的成年人和50%的哮喘患儿可因不适当饮食而诱发或加重哮喘。护理人员应帮助患者找出与哮喘发作的有关食物。哮喘患者的饮食以清淡、易消化、高蛋白,富含维生素A、维生素C、钙食物为主,如哮喘发作与进食某些异体蛋白如鱼、虾、蟹、蛋类、牛奶等有关,应忌食;某些食物添加剂如酒石黄、亚硝酸盐(制作糖果、糕点用于漂白、防腐)也可诱发哮喘发作,应当引起注意。慎用或忌用某些引起哮喘的药物,如阿司匹林或阿司匹林的复方制剂。戒酒、戒烟。哮喘发作时,患者呼吸增快、出汗,极易形成痰栓阻塞小支气管,若无心、肾功能不全时,应鼓励患者饮水 2 000～3 000 mL/d,必要时,遵医嘱静脉补液,注意输液速度。

(3)保持身体清洁舒适:哮喘患者常会大量出汗,应每天以温水擦浴,勤换衣服和床单,保持皮肤的清洁、干燥和舒适。协助并鼓励患者咳嗽后用温水漱口,保持口腔清洁。

(4)氧疗护理:重症哮喘患者常伴有不同程度的低氧血症存在,应遵医嘱给予吸氧,吸氧流量为每分钟 1～3 L,吸氧浓度一般不超过 40%。为避免气道干燥和寒冷气流的刺激而导致气道痉挛,吸入的氧气应尽量温暖湿润。

2.病情观察

观察哮喘发作的前驱症状,如鼻咽痒、打喷嚏、流涕、眼痒等黏膜过敏症状;哮喘发作时,观察患者意识状态、呼吸频率、节律、深度及辅助呼吸肌是否参与呼吸运动等,监测呼吸音、哮鸣音变化,监测动脉血气分析和肺功能情况,了解病情和治疗效果。呼吸困难时遵医嘱给予吸氧,注意氧疗效果;哮喘发作严重时,如经治疗病情无缓解,做好机械通气准备工作;加强对急性期患者的监护,尤其在夜间和凌晨易发生哮喘的时间段内,严密观察有无病情变化。

3.用药护理

(1)β_2 肾上腺素受体激动剂(简称 β_2 受体激动剂):是控制哮喘急性发作症状的首选药物,短效 β_2 受体激动剂起效较快,但药效持续时间较短,一般仅维持 4～6 小时,常用药物有沙丁胺醇、特布他林等。长效 β_2 受体激动剂作用时间均在 10 小时以上,且有一定抗感染作用,如福莫特罗、沙美特罗及丙卡特罗等,用药方法可采用定量吸入器吸入、干粉吸入、持续雾化吸入等,也可用口服或静脉注射。首选吸入法,因药物直接作用于呼吸道,局部浓度高且作用迅速,所用剂量较小,全身性不良反应少。常用沙丁胺醇或特布他林,每天 3～4 次,每次 1～2 喷。干粉吸入方便较易掌握。持续雾化吸入多用于重症和儿童患者,方法简单易于配合。β_2 激动剂的缓(控)释型口服制剂,用于防治反复发作性哮喘和夜间哮喘。注射用药,用于严重哮喘,一般每次用量为沙丁胺醇 0.5 mg,只在其他疗法无效时使用。指导患者按医嘱用药,不宜长期规律、单一、大量使用,否则会引起气道 β_2 受体功能下调,药物减效;由于本类药物(特别是短效制剂)无明显抗炎作用,故宜与吸入激素等抗炎药配伍使用。口服沙丁胺醇或特布他林时,观察有无心悸、骨骼肌震颤等不良反应。静脉点滴沙丁胺醇注意滴速 2～4 $\mu g/min$,

并注意有无心悸等不良反应。

(2)糖皮质激素:是当前控制哮喘发作最有效的药物。可分为吸入、口服和静脉用药。吸入治疗是目前推荐长期抗感染治疗哮喘的最常用的方法。常用吸入药物有倍氯米松、氟替卡松、莫米松等,起效慢,通常需规律用药一周以上方能起效。口服药物用于吸入糖皮质激素无效或需要短期加强的患者。有泼尼松、泼尼松龙,起始30~60 mg/d,症状缓解后逐渐减量至≤10 mg/d。然后停用,或改用吸入剂。在重度或严重哮喘发作时,提倡及早静脉给药。吸入治疗药物全身性不良反应少,少数患者可出现口腔念珠菌感染、声音嘶哑或呼吸道不适,指导患者吸药后必须立即用清水充分漱口以减轻局部反应和胃肠吸收。全身用药应注意肥胖、糖尿病、高血压、骨质疏松、消化性溃疡等不良反应,口服用药宜在饭后服用,以减少对胃肠道黏膜的刺激。气雾吸入糖皮质激素可减少其口服量,当用吸入剂替代口服剂时,通常需同时使用两周后逐步减少口服量,指导患者不得自行减量或停药。

(3)茶碱类:是目前治疗哮喘的有效药物,通过抑制磷酸二酯酶,提高平滑肌细胞内的 cAMP 浓度,拮抗腺苷受体,刺激肾上腺分泌肾上腺素,增强呼吸肌的收缩;同时具有气道纤毛清除功能和抗炎作用。口服氨茶碱一般剂量每天6~10 mg/kg,控(缓)释茶碱制剂,可用于夜间哮喘。静脉给药主要应用于危、重症哮喘,静脉注射首次剂量4~6 mg/kg,注射速度不超过0.25 mg/(kg·min),静脉滴注维持量为0.6~0.8 mg/(kg·h)日注射量一般不超过 1.0 g。其主要不良反应为胃肠道、心脏和中枢神经系统的毒性反应。氨茶碱用量过大或静脉注射(滴注)速度过快可引起恶心、呕吐、头痛、失眠、心律失常,严重者引起室性心动过速,抽搐乃至死亡。静脉注射时浓度不宜过高,速度不宜过快,注射时间宜在10 分钟以上,以防中毒症状发生,观察用药后疗效和不良反应,最好在用药中监测血药浓度,其安全有效浓度为6~15 μg/mL。发热、妊娠、小儿或老年有心、肝、肾功能障碍及甲状腺功能亢进者慎用。合用西咪替丁、喹诺酮类、大环内酯类药物等可影响茶碱代谢而使其排泄减慢,应减少用量。茶碱缓释片或茶碱控释片由于药片有控释材料,不能嚼服,必须整片吞服。

(4)抗胆碱药:胆碱能受体(M 受体)拮抗剂,有舒张支气管及减少痰液的作用。常用异丙托溴铵吸入或雾化吸入,约 10 分钟起效,维持 4~6 小时;长效抗胆碱药噻托溴铵作用维持时间可达 24 小时。

(5)其他:色苷酸钠是非糖皮质激素抗炎药物。对预防运动或变应原诱发的哮喘最为有效。色苷酸钠雾化吸入 3.5~7 mg 或干粉吸入 20 mg,每天 3~4 次。

酮替酚和新一代组胺 H_1 受体拮抗剂阿司咪唑、曲尼斯特等对轻症哮喘和季节性哮喘有效,也可与 β_2 受体激动剂联合用药。色苷酸钠及尼多酸钠,少数病例可有咽喉不适、胸闷、偶见皮疹,孕妇慎用。抗胆碱药吸入后,少数患者可有口苦或口干感。白三烯拮抗剂具有抗炎和舒张支气管平滑肌的作用。白三烯调节剂的主要不良反应是较轻微的胃肠道症状,少数有皮疹、血管性水肿、转氨酶升高,停药后可恢复正常。

4.吸入器的正确使用

(1)定量吸入器(metered dose inhaler,MDI):MDI 的使用需要患者协调呼吸动作,正确使用是保证吸入治疗成功的关键。根据患者文化层次、学习能力,提供雾化吸入器的学习资料。

MDI 使用方法:打开盖子,摇匀药液,深呼气至不能再呼时,张口,将 MDI 喷嘴置于口中,双唇包住咬口,以慢而深的方式经口吸气,同时以手指按压喷药,至吸气末屏气 10 秒,使较小的雾粒沉降在气道远端,然后缓慢呼气,休息 3 分钟后可再重复使用一次。指导患者反复练习,医护人员演示,直至患者完全掌握。

特殊 MDI 的使用:对不易掌握 MDI 吸入方法的儿童或重症患者,可在 MDI 上加储物罐,可以简化操作,增加吸入到下呼吸道和肺部的药物量,减少雾滴在口咽部沉积引起刺激,增加雾化吸入疗效。

(2)干粉吸入器:较常用的有蝶式吸入器、都宝装置和准纳器。①蝶式吸入器:指导患者正确将药物转盘装进吸入器中,打开上盖至垂直部位(刺破胶囊),用口唇含住吸嘴用力深吸气,屏气数秒钟。重复上述动作 3~5 次,直至药粉吸尽为止。完全拉出滑盘,再推回原位(此时旋转转盘至一个新囊泡备用)。②都宝装置:使用时移去瓶盖,一手垂直握住瓶体,另一手握住底盖,先右转再向左旋转至听到"喀"的一声。吸入前先呼气,然后含住吸嘴,仰头,用力深吸气,屏气 5~10 秒。③准纳器:使用时一手握住外壳,另一手的大拇指放在拇指柄上向外推动至完全打开,推动滑杆直至听到"咔哒"声,将吸嘴放入口中,经口深吸气,屏气 10 秒。

5.心理护理

研究证明,精神因素在哮喘的发生发展过程中起重要作用,培养良好的情绪和战胜疾病的信心是哮喘治疗和护理的重要内容。哮喘患者的心理表现类型多种多样,可有抑郁、焦虑、恐惧、性格的改变(如悲观、失望、孤独、脆弱、躁动、敌对、易于冲动、神经质、自卑等)、社会工作能力的下降(如自信心及适应能力下降、交际减少等)或自主神经紊乱的表现,如多汗、头晕、眼花、食欲减退、手颤、胸闷、气短、心悸等。针对哮喘患者心理障碍的情况,护理人员应体谅和同情患者的痛苦,尤其对于慢性哮喘治疗效果不佳的患者更应关心,给予心理疏导和教育,向患者解释避免不良情绪的重要性,多用鼓励性语言,减轻患者的心理压力,提高治疗的信心和依从性。

6.健康指导

(1)疾病知识指导:通过教育使患者能懂得哮喘虽不能彻底治愈,但只要坚持充分地正规治疗,完全可以有效地控制哮喘的发作,即患者可达到没有或仅有轻度症状,能坚持日常工作和学习。

(2)识别和避免触发因素:针对个体情况,指导患者有效控制可诱发哮喘发作的各种因素,如避免摄入引起过敏的食物;室内布局力求简洁,避免使用地毯、种植花草、不养宠物;经常打扫房间,清洗床上用品;避免接触刺激性气体及预防呼吸道感染;避免进食易引起哮喘的食物;避免强烈的精神刺激和剧烈的运动;避免大笑、大哭、大喊等过度换气动作;在缓解期应加强体育锻炼、耐寒锻炼及耐力训练,以增强体质。

(3)自我监测病情:识别哮喘加重的早期情况,学会哮喘发作时进行简单的紧急自我处理方法,学会利用峰流速仪来监测呼气高峰流量(PEFR),做好哮喘日记,为疾病预防和治疗提供参考资料。峰流速仪是一种可随身携带,能测量PEFR的一种小型仪器。使用方法:取站立位,尽可能深吸一口气,然后用唇齿部分包住口含器后,以最快的速度,用一次最有力的呼气吹动游标滑动,游标最终停止的刻度,就是此次峰流速值。峰流速测定是发现早期哮喘发作最简便易行的方法,在没有出现症状之前,PEFR下降,提示早期哮喘的发生。临床试验观察证实,每天测量的PEFR与标准的PEFR进行比较,不仅能早期发现哮喘发作,还能判断哮喘控制的程度和选择治疗措施。如果PEFR经常地、有规律地保持在80%～100%,为安全区,说明哮喘控制理想;如果PEFR在50%～80%,为警告区,说明哮喘加重,需及时调整治疗方案;如果PEFR<50%,为危险区,说明哮喘严重,需要立即到医院就诊。

(4)用药指导:哮喘患者应了解自己所用的每种药的药名、用法及使用时的注意事项,了解药物的主要不良反应及如何采取相应的措施来避免。指导患者或家属掌握正确的药物吸入技术。一般先用β_2受体激动剂,后用糖皮质激素吸入剂。与患者共同制订长期管理、防止复发的计划。坚持定期随访保健,指导正确用药,使药物不良反应减至最少,受体激动剂使用量减至最小,甚至不用也能控制症状。

（5）心理-社会指导：保持有规律的生活和乐观情绪，积极参加体育锻炼，最大程度恢复劳动能力，特别向患者说明发病与精神因素和生活压力的关系。动员与患者关系密切的力量，如家人或朋友参与对哮喘患者的管理；为其身心健康提供各方面的支持，并充分利用社会支持系统。

（三）护理评价

患者呼吸平稳，肺部听诊呼吸音正常，哮鸣音消失。动脉血气检测结果维持在正常范围；患者能摄入足够的液体，痰液稀薄，容易咳出；患者能描述使用吸入器的目的、注意事项、正确掌握使用方法。

第三章

内分泌科护理

第一节 糖 尿 病

糖尿病是一常见的代谢内分泌疾病,可分为原发性和继发性两类。其基本病理生理改变为胰岛素分泌绝对或相对不足,从而引起糖、脂肪和蛋白质代谢紊乱。临床以血糖升高、糖耐量降低和尿糖,以及多尿、多饮、多食和消瘦为特点。长期血糖控制不良可并发血管、神经、眼、心脏和肾脏等慢性并发症,急性并发症中以酮症酸中毒和高渗非酮性昏迷最多见和最严重。糖尿病的患病率在国内为300万,占总人口2%~3.6%,居世界第二位。继发性糖尿病又称症状性糖尿病,大多继发于拮抗胰岛素的内分泌疾病。

一、病因

本病病因至今未明,目前认为与下列因素有关。

(一)遗传因素

遗传因素在糖尿病发病中的重要作用较为肯定,但遗传方式不清。糖尿病患者,尤其成年发病的糖尿病患者有明显的遗传因素已在家系调查中得到证实。同卵孪生子,一个发现糖尿病,另一个发病的机会就很大。

(二)病毒感染

尤以柯萨奇病毒 B_4、巨细胞病毒、心肌炎、腮腺炎、脑膜炎病毒感染后,导致胰岛 β 细胞破坏致糖尿病。幼年型发病的糖尿病患者与病毒感染致胰岛功能减退关系更为密切。

(三)自身免疫紊乱

糖尿病患者常发现同时并发其他自身免疫性疾病,如甲亢、慢性淋巴细胞性甲状腺炎等。此外,在部分糖尿病患者血清中可发现抗胰岛细胞的抗体。

(四)胰高血糖素过多

胰岛细胞分泌胰岛素,其分泌受胰岛素和生长激素抑制因子的抑制。糖尿病患者常发现胰高血糖素水平增高,故认为糖尿病除有胰岛素相对或绝对不足外,还有胰高血糖素的分泌增多。

(五)其他因素

现公认的现代生活方式、摄入的热量过高而体力活动减少导致肥胖、紧张的生活工作节奏、社会、精神等应激增加等都与糖尿病的发病有密切的关系。

二、分类

(一)1 型糖尿病

1 型糖尿病其特征为起病较急,三多一少症状典型,有酮症倾向,体内胰岛素绝对缺乏,故必须用胰岛素治疗,多为幼年发病。多伴特异性免疫或自身免疫反应,血中抗胰岛细胞抗体阳性。

(二)2 型糖尿病

2 型糖尿病多为成年起病,症状不典型,发病前常有肥胖,病情进展缓慢。对口服降糖药反应好,但后期可因胰岛 β 细胞功能衰竭而需胰岛素治疗。本型中有部分糖尿病患者幼年起病、肥胖、有明显遗传倾向,无须胰岛素治疗,称为幼年起病的成年型糖尿病(MODY)。2 型糖尿病中体重超过理想体重的 20% 为肥胖型,余为非肥胖型。

(三)其他类型(继发性糖尿病)

(1)因胰腺损伤、胰腺炎、肿瘤、外伤、手术等损伤了胰岛,引起糖尿病。

(2)内分泌疾病引起的糖尿病:如继发于库欣综合征、肢端肥大症、嗜铬细胞瘤、甲状腺功能亢进症等,升糖激素分泌过多。

(3)药物或化学物质损伤了胰岛 β 细胞引起糖尿病。

(4)胰岛素受体异常。

(5)某些遗传性综合征伴发的糖尿病。

(6)葡萄糖耐量异常:一般无自觉症状,多见于肥胖者。葡萄糖耐量显示血糖水平高于正常人,但低于糖尿病的诊断标准。有报道,对这部分人跟踪观察,其中 50% 最终转化为糖尿病。部分经控制饮食减轻体重,可使糖耐量恢复正常。

(7)妊娠期糖尿病:指妊娠期发生的糖尿病或糖耐量异常。多数患者分娩后,糖耐量可恢复正常,约 1/3 患者以后可转化为真性糖尿病。

三、临床表现

(一)代谢紊乱综合征

1.1 型糖尿病

1 型糖尿病以青少年多见,起病急,症状有口渴、多饮、多尿、多食、善饥、乏力,组织修复力和抵抗力降低,生长发育障碍等,易发生酮症酸中毒。

2.2 型糖尿病

40 岁以上,体型肥胖的患者多发。症状较轻,有些患者空腹血糖正常,仅进食后出现高血糖,尿糖阳性。部分患者饭后胰岛素分泌持续增加,3～5 小时后甚至引起低血糖。在急性应激情况下,患者亦可能发生酮症酸中毒。

(二)糖尿病慢性病变

1.大血管病变

大、中动脉粥样硬化主要侵犯主动脉、冠状动脉、大脑动脉、肾动脉和肢体外周动脉,引起冠心病(心肌梗死)、脑血栓形成、肾动脉硬化、肢体动脉硬化等。患病年龄较轻,病情进展也较快。冠心病和脑血管意外的患病率较非糖尿病者高 2～3 倍,是近代糖尿病的主要死因。肢体外周动脉硬化常以下肢动脉病变为主,表现为下肢疼痛、感觉异常和间歇性跛行等症状,严重者可导致肢端坏疽,糖尿病者肢端坏疽的发生率约为正常人的 70 倍,我国少见。心脏微血管病变及心肌代谢紊乱,可导致心肌广泛损害,称为糖尿病性心肌病。其主要表现为心律失常、心力衰竭、猝死。

2.糖尿病性肾病变

糖尿病史超过 10 年者合并肾脏病变较常见,主要表现在糖尿病性微血管病变,毛细血管间肾小球硬化症,肾动脉硬化和慢性肾盂肾炎。毛细血管间肾小球硬化症表现为蛋白尿、水肿、高血压,肾功能逐渐减退至衰竭,1 型糖尿病患者约 40% 死于肾衰竭。

3.眼部病变

糖尿病患者眼部表现较多,血糖增高可使晶状体和眼液(房水和玻璃体)中葡萄糖浓度也相应增高,临床表现为视觉模糊、调节功能减低、近视、玻璃体混浊和白内障。最常见的是糖尿病视网膜病变。糖尿病病史超过 15 年,半数以上患者出现这些并发症,并可有小静脉扩张、水肿、渗出、微血管病变,严重者可导致失明。

4.神经病变

神经病变最常见的是周围神经病变,病程在 10 年以上者 90% 以上均出现。临床表现为对称性长袜形感觉异常,轻者为对称性麻木、触觉过敏、蚁行感。典型症状是针刺样或烧灼样疼痛,卧床休息时明显,活动时可稍减轻,以致患者不能安宁,触觉和疼觉在晚期减退是患者肢端易受创伤的原因。亦可有运动神经受累,肌张力低下、肌力减弱、肌萎缩等晚期运动神经损害的表现。自主神经损害表现为直立性低血压、瞳孔小而不规则、光反射消失、泌汗异常、心动过速、胃肠功能失调、胃张力降低、胃内容物滞留、便秘与腹泻交替、排尿异常、尿潴留、尿失禁、性功能减退、阳痿等。

5.皮肤及其他病变

皮肤感染极为常见,如疖、痈、毛囊炎。真菌感染多见于足部感染,阴道炎、肛门周围脓肿。

四、实验室检查

(1)空腹尿糖、餐后 2 小时尿糖阳性。

(2)空腹血糖>7 mmol/L,餐后 2 小时血糖>11.1 mmol/L。

(3)血糖、尿糖检查不能确定糖尿病诊断时,可做口服葡萄糖耐量试验,如糖耐量减低,又能排除非糖尿病所致的糖耐量降低的因素,则有助于糖尿病的诊断。

(4)血浆胰岛素水平:胰岛素依赖型者,空腹胰岛素水平低于正常值。

五、护理观察要点

(一)病情判断

糖尿病患者入院后首先要明确患者是属于哪一型的,是Ⅰ型还是Ⅱ型。病情的轻重、有无并发症,包括急性和慢性并发症。对于合并急性并发症如糖尿病酮症酸中毒,高渗非酮性昏迷等应迅速抢救,做好给氧、输液、定时检测血糖、血气分析、血电解质及尿糖、尿酮体等检查准备。

(二)胰岛素相对或绝对不足所致代谢紊乱症群观察

(1)葡萄糖利用障碍:由于肝糖原合成降低,分解加速,糖异生增加,临床出现明显高血糖和尿糖,口渴、多饮、多尿,善饥多食症状加剧。

(2)蛋白质分解代谢加速,导致负氮平衡,患者表现为体重下降、乏力,组织修复和抵抗力降低,儿童则出现发育障碍、延迟。

(3)脂肪动用增加,血游离脂肪酸浓度增高,酮体的生成超过组织排泄速度,可发展为酮症及酮症酸中毒。脂肪代谢紊乱可导致动脉粥样硬化,影响眼底动脉、脑动脉、冠状动脉、肾动脉及下肢动脉,发生相应的病变如心肌梗死、脑血栓形成、肾动脉硬化、肢端坏死等。

(三)其他糖尿病慢性病变观察

神经系统症状、视力障碍、皮肤变化,有无创伤、感染等。

(四)生化检验

尿糖、血糖、糖化血红蛋白、血脂、肝功能、肾功能、血电解质、血气分析等。

(五)糖尿病酮症酸中毒观察

1.诱因

常见的诱因是感染、胰岛素中断或减量过多、饮食不当、外伤、手术、分娩、情绪压力、过度疲劳等,对胰岛素的需要量增加。

2.症状

症状有烦渴、多尿、消瘦、软弱加重,逐渐出现恶心、呕吐、脱水,甚至少尿、肌肉疼痛、痉挛。亦可有不明原因的腹部疼痛,中枢神经系统有头痛、幻觉、嗜睡,甚至昏迷。

3.体征

(1)有脱水征:皮肤干燥、缺乏弹性,眼球下陷。

(2)库斯莫尔呼吸:呼吸深快和节律不整,呼气有酮味(烂苹果味)。

(3)循环衰竭表现:脉细速、四肢厥冷、血压下降甚至休克。

(4)各种反射迟钝、消失,嗜睡甚至昏迷。

4.实验室改变

血糖显著升高>16.7 mmol/L,血酮增高,二氧化碳结合力降低、尿糖及尿酮体呈强阳性反应,血白细胞增高。酸中毒失代偿期血 pH<7.35,动脉$HCO_3^-<15$ mmol/L,剩余碱负值增大,血 K^+、Na^+、Cl^- 降低。

(六)低血糖观察

1.常见原因

糖尿病患者过多使用胰岛素,口服降糖药物,进食减少,或活动量增加而未增加食物的摄入。

2.症状

头晕、眼花、饥饿感、软弱无力、颤抖、出冷汗、心悸、脉快、严重者出现精神、神经症状甚至昏迷。

3.体征

面色苍白、四肢湿冷、心率加快、初期血压上升后期下降,共济失调,定向障碍甚至昏迷。

4.实验室改变

血糖<2.78 mmol/L。

(七)高渗非酮性糖尿病昏迷的观察

1.诱因

最常见于50~70岁老年糖尿病患者,常突然发作。感染、急性胃肠炎、胰腺炎、脑血管意外、严重肾脏疾病、血液透析治疗、手术及服用加重糖尿病的某些药物:如可的松、免疫抑制剂,噻嗪类利尿剂,在病程早期因误诊而输入葡萄糖液,口服大量糖水、牛奶,诱发或促使病情发展恶化,出现高渗非酮性糖尿病昏迷。

2.症状

多尿、多饮、发热、食欲减退、恶心、失水、嗜睡、幻觉、上肢震颤、最后陷入昏迷。

3.体征

失水及休克体征。

4.实验室改变

血糖高于>33.0 mmol/L、高血浆渗透压>350 mmol/L,高钠血症>155 mmol/L和氮质血症,血酮、尿酮阴性或轻度增高。

六、检查护理

(一)血糖

关于血糖的监测目前国内大多地区一直用静脉抽取血浆(或离心取血清)测血糖,这对于病情轻,血糖控制满意者,只需数周观察一次血糖者仍是目前常用方法。但这种方法不可能自我监测。近年来袖珍式快速毛细血管血糖计的应用日渐趋普遍,用这种方法就可能由患者自己操作,进行监测。这种测定仪器体积较小,可随身携带,取手指血或耳垂血,只需一滴血,滴在血糖试纸条的有试剂部分,袖珍血糖计的种类很多,从操作来说大致可分两类:一类是要抹去血液的,另一类则不必抹去血液。约1分钟即可得到血糖结果。血糖监测的频度应该根据病情而定。袖珍血糖计只要操作正确,即可反映血糖水平,但操作不符合要求,如对于要抹去血液的血糖计,如血液抹得不干净、血量不足、计时不准确等可造成误差。国外医院内设有专门的 DM 教员,由高级护师担任,指导患者正确的使用方法、如何校正血糖计、更换电池等。

1.空腹血糖

空腹血糖一般指过夜空腹 8 小时以上,于晨 6~8 时采血测得的血糖。反映了无糖负荷时体内的基础血糖水平。测定结果可受到前 1 天晚餐进食量及成分、夜间睡眠情况、情绪变化等因素的影响。故于测试前晚应避免进食过量或含油脂过高的食物,在保证睡眠及情绪稳定时检测。一般从肘静脉取血,止血带压迫时间不宜过长,应在几秒内抽出血液,以免血糖数值不准确。采血后立即送检。正常人空腹血糖为 3.8~6.1 mmol/L,如空腹血糖>7 mmol/L,提示胰岛分泌能力减少 3/4。

2.餐后 2 小时血糖

餐后 2 小时血糖指进餐后 2 小时所采取的血糖。有标准餐或随意餐 2 种进餐方式。标准餐是指按统一规定的碳水化合物含量所进的饮食,如 100 g 或 75 g 葡萄糖或 100 g 馒头等;随意餐多指患者平时常规早餐,包括早餐前、后常规服用的药物,为平常治疗效果的 1 个观察指标。均反映了定量糖负荷后机体的耐受情况。正常人餐后 2 小时血糖应<7 mmol/L。

3.即刻血糖

根据病情观察需要所选择的时间采血测定血糖,反映了所要观察时的血糖水平。

4.口服葡萄糖耐量试验(OGTT)

观察空腹及葡萄糖负荷后各时点血糖的动态变化,了解机体对葡萄糖的利用和耐受情况,是诊断糖尿病和糖耐量低减的重要检查。①方法:空腹过夜 10 小时以上,于晨 6~8 时抽血测定空腹血糖,抽血后即饮用含 75 g 葡萄糖的溶液(75 g 葡萄糖溶于 250~300 mL,20~30 ℃的温开水中,3~5 分钟饮完),于饮葡萄糖水后 1 小时、2 小时分别采血测定血糖。②判断标准:成人服 75 g 葡萄糖后 2 小时血糖≥11.1 mmol/L 可诊断为糖尿病。血糖在 7~11.1 mmol/L 为葡萄糖耐量低减。

要熟知本试验方法,并注意以下影响因素。①饮食因素:试验前 3 天要求饮食中含糖量每天不少于 200 g。②剧烈体力活动:在服糖前剧烈体力活动可使血糖升高,服糖后剧烈活动可致低血糖反应。③精神因素:情绪剧烈变化可使血糖升高。④药物因素影响：如避孕药、普萘洛尔等应在试验前 3 天停药。此外，采血时间要准确，要及时观察患者的反应。

5.馒头餐试验

原理同 OGTT。本试验主要是对已明确诊断的糖尿病患者，须了解其对定量糖负荷后的耐受程度时选用。也可适用于不适应口服葡萄糖液的患者。准备 100 g 的馒头一个，其中含碳化合物的量约等于 75 g 葡萄糖；抽取空腹血后食用，10 分钟内吃完，从吃第 1 口开始计算时间，分别是于食后 1 小时、2 小时采血测定血糖。结果判断同 OGTT。

（二）尿糖

检查尿糖是诊断糖尿病最简单的方法，正常人每天仅有极少量葡萄糖从尿中排出（<100 mg/d），一般检测方法不能测出。如果每天尿中排糖量>150 mg，则可测出。但除葡萄糖外，果糖、乳糖或尿中一些还原性物质（如吗啡、水杨酸类、水合氯醛、氨基比林、尿酸等）都可发生尿糖阳性。尿糖含量的多少除反映血糖水平外，还受到肾糖阈的影响，故对尿糖结果的判定要综合分析。下面是临床常用的尿糖测定的方法。

1.定性测定

定性测定为较粗糙的尿糖测定方法，依尿糖含量的高低，分为 5 个等级（表 3-1）。因检测方便，易为患者接受。常用班氏试剂检测法：试管内滴班氏试剂 20 滴加尿液 2 滴煮沸冷却，观察尿液的颜色以判断结果。近年来尿糖试纸亦广泛应用，为患者提供了方便。根据临床需要，常用以下几种测定形式。

表 3-1　尿糖定性结果

颜色	定性	定量(g/L)
蓝色	0	0
绿色	+<	5
黄色	++	5～10
橘红	+++	10～20
砖红	++++	>20

2.随机尿糖测定

随机尿糖测定常作为粗筛检查。随机留取尿液测定尿糖，其结果反映测定前末次排尿后至测定时这一段时间所排尿中的含糖量。

3.次尿糖测定

次尿糖测定也称即刻尿糖测定。方法是准备测定前先将膀胱内原有尿液排尽,适量(200 mL)饮水,30 分钟后再留尿测定尿糖,此结果反映了测定当时尿中含糖量,常作为了解餐前血糖水平的间接指标。常用于新入院或首次使用胰岛素的患者、糖尿病酮症酸中毒患者抢救时,可根据三餐前及睡前 4 次尿糖定性结果,推测患者即时血糖水平,以利随时调整胰岛素的用量。

4.分段尿糖测定

将 1 天(24 小时)按三餐、睡眠分为 4 个阶段,测定每个阶段尿中的排糖情况及尿量,间接了解机体在三餐进餐后及夜间空腹状态下的血糖变化情况,作为调整饮食及治疗药物用量的观察指标。方法为按 4 段时间分别收集各阶段时间内的全部尿液,测量各段尿量并记录,分别留取 4 段尿标本 10 mL 测定尿糖。第1 段:早餐后至午餐前(上午 7 至 11 时);第 2 段:午餐后至晚餐前(上午 11 时至下午 5 时);第 3 段:晚餐后至睡前(下午 5 时至晚上 10 时);第 4 段:入睡后至次日早餐前(晚上 10 时至次日上午 7 时)。

5.尿糖定量测定

尿糖定量测定指单位时间内排出尿糖的定量测定。通常计算 24 小时尿的排糖量。此项检查是对糖尿病患者病情及治疗效果观察的一个重要指标。方法如下:留取 24 小时全部尿液收集于一个储尿器内,测量总量并记录,留取 10 mL送检,余尿弃之。或从已留取的 4 段尿标本中用滴管依各段尿量按比例(50 mL取 1 滴)吸取尿液,混匀送检即可。经葡萄糖氧化酶法测定每100 mL尿液中含糖量,结果乘以全天尿量(毫升数),再除以 100,即为检查日 24 小时排糖总量。

七、饮食治疗护理

饮食治疗是糖尿病治疗中最基本的措施。通过饮食控制,减轻胰岛 β 细胞负担,以求恢复或部分恢复胰岛的分泌功能,对于年老肥胖者饮食治疗常常是主要或单一的治疗方法。

(一)饮食细算法

1.计算出患者的理想体重

身高(cm)−105＝体重(kg)。

2.饮食总热量的估计

根据理想体重和工作性质,估计每天所需总热量。

儿童、孕妇、乳母、营养不良及消瘦者、伴有消耗性疾病者应酌情增加;肥胖者酌减,使患者体重逐渐下降到正常体重±5%。

3.食物中糖、蛋白质、脂肪的分配比例

蛋白质按成人每天每千克体重$(1\sim1.5)\times10^{-3}$kg 计算,脂肪每天每千克体重$(0.6\sim1)\times10^{-3}$ kg,从总热量中减去蛋白质和脂肪所供热量,余则为糖所提供的热量。总括来说,糖类占饮食总热量的50%~60%,蛋白质占12%~15%,脂肪约占30%。但近来有实验证明,在总热量不变的情况下,增加糖供热量的比例,即糖类占热量的60%~65%,对糖尿病的控制有利。此外,在糖类食物中,以高纤维碳水化合物更为有利。

4.热量分布

三餐热量分布约1/5、2/5、2/5或1/3、1/3、1/3,亦可按饮食习惯和病情予以调整,如可以分为1/7、2/7、3/7、4/7四餐等。

(二)饮食粗算法

(1)肥胖患者,每天主食200~300 g,副食中蛋白质30~60 g,脂肪25 g。

(2)体重在正常范围者:轻体力劳动每天主食250~400 g,重体力劳动,每天主食400~500 g。

(三)注意事项

(1)首先向患者阐明饮食治疗的目的和要求,使患者自觉遵守医嘱按规定进食。

(2)应严格定时进食,对于使用胰岛素治疗的患者,尤应注意。如因故不能进食,餐前应暂停注射胰岛素,注射胰岛素后,要定时进食。

(3)除三餐主食外,糖尿病患者应严格限制食用糖和糕点甜食。水果含糖量多,病情控制不好时应禁止食用;病情控制较好,可少量食用。医护人员应劝说患者亲友不送其他食物,并要检查每次进餐情况,核对数量是否符合要求,患者是否按量进食。

(4)患者喜食甜食时,一般食用糖精或木糖醇或其他代糖品。

(5)控制饮食的关键在于控制总热量。在治疗开始,患者会因饮食控制而出现易饥的感觉,此时可增加蔬菜,豆制品等副食。在蔬菜中碳水化合物含量少于5%的有南瓜、青蒜、小白菜、油菜、菠菜、西红柿、冬瓜、黄瓜、芹菜、大白菜、茄子、卷心菜、茭白、韭菜、丝瓜、倭瓜等。豆制品含碳水化合物为1%~3%的有豆浆、豆腐,含4%~6%的有豆腐干等均可食用。

(6)在总热量不变的原则下,凡增加一种食物应同时相应减去其他食物,以保证平衡。指导患者熟悉并灵活掌握食品热量交换表。

(7)定期测量体重,一般每周1次,如体重改变>2 kg,应报告医师。定期监测血糖、尿糖变化,观察饮食控制效果。

(8)当患者腹泻或饮食锐减时,要警惕腹泻诱发的糖尿病急性并发症,同时也应注意有无电解质失衡,必要时给予输液以免过度脱水。

八、运动疗法护理

(一)运动的目的

运动能促进血液循环中的葡萄糖与游离脂肪酸的利用,降低血糖、甘油三酯,增加人体对胰岛素的敏感性,使胰岛素与受体的结合率增加。尤其对肥胖的糖尿病患者,运动既可减轻体重,降低血压,又能改善机体的异常代谢状况,改善血液循环与肌肉张力,增强体力,同时还能减轻患者的压力和紧张性。

(二)运动方式

最好做有氧运动,如散步、跑步、骑自行车、做广播操、游泳、爬山、打太极拳、打羽毛球、滑冰、划船等。其中步行安全简便,容易坚持,可作为首选的锻炼方式。如步行 30 分钟约消耗能量0.4 J,如每天坚持步行 30 分钟,1 年内可减轻体重 4 kg。骑自行车每小时消耗 1.2 J,游泳每小时消耗 1.2 J,跳舞每小时消耗 1.21 J,球类活动每小时消耗 1.6～2.0 J。

(三)运动时间的选择

2 型糖尿病患者运动时肌肉利用葡萄糖增多、血糖明显下降,但不易出现低血糖。因此,2 型糖尿病患者什么时候进行运动无严格限制。1 型糖尿病患者在餐后 0.5～1.5 小时运动较为合适,可使血糖下降。

(四)注意事项

(1)在运动前,首先请医师评估糖尿病的控制情况,有无增殖性视网膜病变、肾病和心血管病变。有微血管病变的糖尿病患者,在运动时最大心率应限制在同年龄正常人最大心率的 80%～85%,血压升高不要超过 26.6/13.8 kPa,晚期病变者,应限于快步走路或轻体力活动。

(2)采用适中的运动量,逐渐增加,循序渐进。

(3)不在胰岛素作用高峰时间运动,以免发生低血糖。

(4)运动肢体注射胰岛素,可使胰岛素吸收加快,应予注意。

(5)注意运动诱发的迟发性低血糖,可在运动停止后数小时发生。

(6)制订运动计划,持之以恒,不要随便中断,但要避免过度运动,反而使病情加重。

九、口服降糖药物治疗护理

口服降糖药主要有磺胺类和双胍类,是治疗大多数 2 型糖尿病的有效药物。

(一)磺胺类

磺胺类包括 D860、优降糖、达美康、格列吡嗪、格列波脲、糖适平等餐前服用。

1.作用机制

主要是刺激胰岛 β 细胞释放胰岛素,还可以减少肝糖原输出,增加周围组织对糖的利用。

2.适应证与禁忌证

只适用于胰岛 β 细胞有分泌胰岛素功能者。①2 型的轻、中度患者。②单纯饮食治疗无效的 2 型。③1 型和重度糖尿病、有酮症史或出现严重的并发症,以及肝、肾疾病和对磺胺类药物过敏者均不宜使用。

3.服药观察事项

(1)磺胺类药物,尤其是优降糖,用药剂量过大时,可发生低血糖反应,甚至低血糖昏迷,如果患者伴有肝、肾功能不全或同时服用一些可以延长磺胺类药物作用时间的药物,如普萘洛尔、苯妥英钠、水杨酸制剂等都可能促进低血糖反应出现。

(2)胃肠道反应,如恶心、厌食、腹泻等。出现这些不良反应时,服用制酸剂可以使症状减轻。

(3)出现较少的不良反应如变态反应,表现为皮肤红斑、荨麻疹。

(4)发生粒细胞减少,血小板减少、全血细胞减少和溶血性贫血。这些症状常出现在用药6~8周后,出现这些症状或不良反应时,应及时停药和予以相应处理。

(二)双胍类

常用药物有二甲双胍。苯乙双胍现已少用。

1.作用机制

双胍类降糖药可增加外周组织对葡萄糖的利用,减少糖原异生,使肝糖原输出下降,也可通过抑制肠道吸收葡萄糖、氨基酸、脂肪、胆固醇来发挥作用。

2.适应证

(1)主要用于治疗 2 型肥胖者经饮食控制失败者。

(2)肥胖需减重但又难控制饮食者。

(3)1 型用胰岛素后血糖不稳定者可加服二甲双胍。

(4)已试用磺胺类药物或已加用运动治疗失效时。

3.禁忌证

(1)凡肝肾功能不好、低血容量等用此药物易引发乳酸性酸中毒。

(2)1 型糖尿病者不能单用此药。

(3)有严重糖尿病并发症。

4.服药观察事项

服用本药易发生胃肠道反应,因有效剂量与发生不良反应剂量很接近,常见胃肠症状有厌食、恶心、呕吐、腹胀、腹泻等;多发生在用药 1～2 天内,易致体重下降,故消瘦者慎用。双胍类药物可抑制维生素 B_{12} 吸收,导致维生素 B_{12} 缺乏;可引起乳酸性酸中毒;长期服用可致嗜睡、头昏、倦怠、乏力。

十、胰岛素治疗护理

胰岛素能加速糖利用,抑制糖原异生以降低血糖,并改善脂肪和蛋白质代谢,目前使用的胰岛素制剂是从家畜(牛、猪)或鱼的胰腺制取,现已有人工基因重组合成的人胰岛素也常用,如诺和灵、优泌林等。因胰岛素是一种蛋白质,口服后易被消化酶破坏而失效,故需用注射法给药。

(一)适应证

胰岛素治疗的适应证:①1 型患者;②重型消瘦型;③糖尿病急性并发症或有严重心、肾、眼并发症的糖尿病;④饮食控制或口服降糖药不能控制病情时;⑤外科大手术前后;⑥妊娠期、分娩期。

(二)制剂类型

可分为速(短)效、中效和长效 3 种。3 种均可经皮下或肌内注射,而仅短效胰岛素可作静脉注射用。

(三)注意事项

(1)胰岛素的保存:长效及中效胰岛素在 5 ℃可放置 3 年效价不变,而普通胰岛素(RI)在 5 ℃放置 3 个月后效价稍减。一般而言,中效及长效胰岛素比 RI 稳定。胰岛素在使用时放在室温中 1 个月效价不会改变。胰岛素不能冰冻,温度太低可使胰岛素变性。在使用前应注意观察,如发现有异样或结成小粒的情况应弃之不用。

(2)注射胰岛素剂量需准确,用 1 mL 注射器抽吸。要注意剂量换算,有的胰岛素 1 mL 内含 40 U,也有含 80 U、100 U 的,必须分清,注意不要把 U 误认为 mL。

(3)使用时注意胰岛素的有效期,一般各种胰岛素出厂后有效期多为 1～2 年,过期胰岛素影响效价。

(4)用具和消毒:1 mL 玻璃注射器及针头用高压蒸气消毒最理想,在家庭中可采用 75%酒精浸泡法,每周用水煮沸 15 分钟。现多采用一次性注射器、笔式胰岛素注射器等。

(5)混合胰岛素的抽吸:普通胰岛素(RI)和鱼精蛋白锌胰岛素(PZI)同时注射时要先抽 RI 后抽 PZI 并充分混匀,因为 RI 是酸性,其溶液不含酸碱缓冲液,而 PZI 则含缓冲液,若先抽 PZI 则可能使 RI 因 pH 改变而变性,反之,如果把小量 RI 混至 PZI 中,因 PZI 有缓冲液,对 pH 的影响不大。另外 RI 与 PZI 混合后,在混合液中 RI 的含量减少,而 PZI 含量增加,这是因为 PZI 里面所含鱼精蛋白锌只有一部分和胰岛素结合,一部分没有结合,当 RI 与其混合后,没有结合的一部分能和加入的 RI 结合,使其变成 PZI。大约 1 U 可结合 0.5 U,也有人认为可以结合 1 U。

(6)注射部位的选择与轮替:胰岛素采用皮下注射法,宜选择皮肤疏松部位,如上臂三角肌、臀大肌、股部、腹部等,若患者自己注射以股部和腹部最方便。注射部位要有计划地轮替进行(左肩→右肩→左股→右股→左臀→右臀→腹部→左肩),针眼之间应间隔 1.5～2 cm,1 周内不要在同一部位注射 2 次。以免形成局部硬结,影响药物的吸收及疗效。

(7)经常运动的部位会造成胰岛素吸收太快,应避免注射。吸收速度依注射部位而定,如普通胰岛素(RI)注射于三角肌后吸收速度快于大腿前侧,大腿、腹部注射又快于臀部。

(8)餐前 1 小时注射胰岛素,严格要求患者按时就餐,注射时间与进餐时间要密切配合好,防止低血糖反应的发生。

(9)各种原因引起的食欲减退、进食量少或因胃肠道疾病呕吐、腹泻、而未及时减少胰岛素用量,都可引起低血糖,因此注射前要注意患者的病情变化,询问进食情况,如有异常,及时报告医师做相应处理。

(10)如从动物胰岛素改换成人胰岛素,则应减少剂量,大约减少 1/4 剂量。

(四)不良反应观察

1.低血糖反应

低血糖反应是最常见不良反应,其反应有饥饿、头晕、软弱、心悸、出汗、脉速等,重者晕厥、昏迷、癫痫等,轻者进食饼干、糖水,重者静脉注射 50％的葡萄糖 20～40 mL。

2.变态反应

极少数人有,如荨麻疹、血管神经性水肿、紫癜等。可用抗组胺类药物,重者需调换胰岛素剂型,或采用脱敏疗法。

3.胰岛素性水肿

胰岛素性水肿多发生在糖尿病控制不良、糖代谢显著失调经胰岛素治疗迅速得到控制时出现。表现为下肢轻度水肿直至全身性水肿,可自然消退。处理方法主要给患者低盐饮食、限制水的摄入,必要时给予利尿剂。

4.局部反应

注射部位红肿、发痒、硬结、皮下脂肪萎缩等,多见于小儿与青年。预防可采用高纯度胰岛素制剂,注射部位轮替、胰岛素深部注射法。

十一、慢性并发症的护理

(一)感染的预防护理

糖尿病患者因三大代谢紊乱,机体抵抗力下降,易发生各种感染,因此,需采取以下护理措施。

(1)加强皮肤护理:因高血糖及 B 族维生素代谢紊乱,可致皮肤干燥、发痒;在酮症酸中毒时酮体自汗腺排出可刺激皮肤而致瘙痒。故须勤沐浴,以减轻刺痒,避免因皮肤抓伤而引起感染,皮肤干燥者可涂擦羊毛脂保护。

(2)女患者因尿糖刺激,外阴常瘙痒,必须每晚用温水清洗,尿后可用 4％硼酸液冲洗。

(3)对皮肤感觉障碍者,应避免强烈刺激。避免用热水袋保暖,防止烫伤。

(4)每晚用温水泡脚,水温不宜过热,防止烫伤。穿宽松柔软鞋袜,修剪趾甲勿损伤皮肤,以免发生皮肤感染,形成糖尿病足。

(5)保持口腔卫生,坚持早晚刷牙,饭后漱口,酮症酸中毒患者口腔有烂苹果味,必须加强口腔护理。

(6)嘱患者预防呼吸系统感染,及时增减衣服,注意保暖,已有感染时,应及时治疗,预防并发肺炎。

(7)根据细菌感染的病变部位,进行针对性观察护理。如泌尿道感染时,要注意有无排尿困难、尿少、尿频、尿痛等症状,注意尿标本的收集,保持外阴部清洁;皮肤化脓感染时进行清洁换药。

(二)糖尿病肾脏病变护理

除积极控制高血糖外,主要是限制患者活动,给予低盐高蛋白饮食,对应用激素的患者,注意观察用药效果和不良反应。一旦出现肾衰竭,则需限制蛋白。由于肾衰竭,胰岛素灭活减弱,一些应用胰岛素治疗的患者,常因胰岛素未能及时调整而产生低血糖反应,甚至发生低血糖昏迷。

(三)神经病变的护理

(1)密切观察病情,及早控制高血糖,以减轻或预防神经病变。

(2)对于因周围神经损害而剧烈疼痛者除用止痛剂及大量维生素 B_1 外,要进行局部按摩和理疗,以改善血液循环。对于那些痛觉异常过敏,不能接触皮肤,甚至接触被服亦难忍受者,要注意室内保暖,用支撑架支撑被褥,以避免接触引起的剧痛,并注意安慰患者,解除其烦恼。教会患者每天检查足部,预防糖尿病足的发生。

(3)如出现五更泻或膀胱收缩无力等自主神经症状,要注意勤换内裤、被褥,做好肛周清洁护理,防止损伤肛周皮肤。

(4)对膀胱收缩无力者,鼓励患者定时自行解小便和按压下腹部尽量排出残余尿,并要训练患者白天每2~3小时排尿一次,以弥补排尿感缺乏造成的不足。尿潴留明显须导尿时应严格无菌技术操作,采用闭式引流,每天用 1∶5 000 呋喃西林液冲洗膀胱,病情允许时尽早拔尿管。

(5)脑神经损害者,依不同病变部位采取不同的措施,如面神经损害影响眼睛不能闭合时,应注意保护眼睛,定期涂眼膏、戴眼罩。第Ⅸ、Ⅹ对脑神经损害进食困难者,应鼻饲流质饮食、维持营养,并防止吸入性肺炎、口腔炎及化脓性腮腺炎的发生。

(四)糖尿病足的护理

1.原因

因糖尿病引起神经功能缺损及循环障碍,引起下肢及足部缺血、疼痛、麻木、感觉异常。40 岁以上糖尿病患者或糖尿病病史 10 年以上者,糖尿病足的发病率明显增高。

2.糖尿病足的危险信号

(1)吸烟者,因为吸烟可使循环障碍加重。

(2)外周神经感觉丧失及外周动脉搏动减弱或消失者。

(3)足的畸形如高足弓爪形趾者。

(4)有足部溃疡甲沟炎、甲癣、红肿、水疱或截肢史者。

3.护理措施

(1)每天查足部是否有水泡、裂口、擦伤以及其他异常改变。如发现有皮肤发红、肿胀或脓肿等感染征象时,应立即到医院治疗。

(2)每天晚上用温水(低于40 ℃)及软皂洗足,用柔软而吸水性强的毛巾,轻柔地将脚擦干。然后用羊毛脂或植物油涂抹并按摩足部皮肤,以保护皮肤的柔软性,防止干燥。

(3)如为汗脚者,可放少许滑石粉于趾间、鞋里及袜中。

(4)勿赤足行走,以免足部受伤。

(5)严禁用强烈的消毒药物如碘酒等,避免使用侵蚀性药物抹擦鸡眼和胼胝。

(6)为防止烫伤足,慎用热水袋、电热毯及其他热源温暖足部。可通过多穿袜子、穿护脚套等保暖。但不要有松紧带,以免妨碍血液循环。

(7)足部变形者应选择质地柔软、透气性好,鞋头宽大的运动鞋或软底布鞋。

(8)每天做小腿和足部运动,以改善血液循环。

(9)若趾甲干脆,可用1%的硼砂温水浸泡半小时,以软化趾甲。

(10)指导患者每天检查并按摩双脚,注意足部皮肤颜色、完整性、表面温度及感染征象等。

十二、急性并发症抢救护理

(一)酮症酸中毒的护理

(1)按糖尿病及昏迷护理常规。

(2)密切观察 T、P、R、BP、神志,以及全身症状,尤其要注意呼吸的气味,深度和频度的改变。

(3)留好标本提供诊治依据:尽快留取好血糖、钾、钠、氯、CO_2 结合力,肾功能、动脉血气分析、尿酮体等标本,及时送检。切勿在输液肢体抽取血标本,以免影响化验结果。

(4)患者入院后立即建立两条静脉通道,一条通道用以输入胰岛素,另一条通道主要用于大量补液及输入抗生素和碱性液体、电解质,以维持水电解质及酸碱平衡。

(5)采用小剂量胰岛素疗法,按胰岛素 4~10 U/h,如 24 U 胰岛素加入1 000 mL生理盐水中静脉滴注,调整好输液速度 250 mL/h,70 滴/分左右,最好使用输液泵调节。

（6）禁食，待神志清醒后改为糖尿病半流质饮食或普食。

（7）做好基础护理，预防皮肤、口腔、黏膜、肺部及泌尿系统感染等并发症。

（二）低血糖的护理

（1）首先了解胰岛素治疗情况，根据低血糖临床表现做出正确判断（与低血糖昏迷鉴别）。

（2）立即测定血糖浓度。

（3）休息与补糖：低血糖发作时卧床休息，轻者食用少量馒头、饼干等食物，重者（血糖低于2.7 mmol/L）立即口服或静脉注射50％葡萄糖40～60 mL。

（4）心理护理：对神志清楚者，给予精神安慰，嘱其勿紧张，主动配合治疗。

（三）高渗非酮性昏迷的护理

（1）按糖尿病及昏迷护理常规。

（2）严密观察患者神志、精神、体温、脉搏、呼吸、血压、瞳孔等变化。

（3）入院后立即采集血糖、乳酸、CO_2结合力、血 pH、K^+、Na^+、Cl^-及血、尿渗透压标本送检，并注意观察其结果，及时提供诊断治疗依据。

（4）立即建立静脉通道，做好补液护理，补液内容应依据所测得的血生化指标参数，正确选择输液种类。无血压下降者遵医嘱静脉滴注低渗盐水（0.45％～0.6％），输入时速度宜慢，慎防发生静脉内溶血及血压下降，注意观察血压、血钠、血糖情况。小剂量应用胰岛素，在血糖稳步下降的同时，严密观察患者有无低血糖的症状，一旦发现及时与医师联系进行处理。补钾时，注意液体勿渗出血管外，以免血管周围组织坏死。

（5）按昏迷护理常规，做好基础护理。

第二节　高脂血症

高脂血症是指脂质代谢或运转异常而使血浆中一种或几种脂质高于正常的一类疾病。由于血脂在血液中是以脂蛋白的形式进行运转的，因此高脂血症实际上也可认为是高脂蛋白血症。老年人高脂血症的发病率明显高于年轻人。血浆低密度脂蛋白（LDL）、血清总胆固醇（TC）、高密度脂蛋白（HDL）与临床心血管病事件发生密切相关。

一、护理评估

(一)健康史

(1)询问患者病史,主要是引起高脂血症的相关疾病,如有无糖尿病、甲状腺功能减退症、肾病综合征、透析、肾移植、胆道阻塞等。

(2)询问患者有无高脂饮食、嗜好油炸食物、酗酒、运动少等不良生活和饮食习惯。

(二)临床表现

患者血脂中一项或多项脂质检测指标超过正常值范围。此外,部分患者的临床特征是眼睑黄斑瘤、肌腱黄色瘤及皮下结节状黄色瘤(好发于肘、膝、臀部)。易伴发动脉粥样硬化、肥胖或糖尿病。少数患者有肝大、脾大。此外,患者常有眩晕、心悸、胸闷、健忘、肢体麻木等自觉症状,但多数患者虽血脂高而无任何自觉症状。

(三)实验室及其他检查

1.血脂

常规检查血浆 TC 和 TG 的水平。我国血清 TC 的理想范围是＜5.20 mmol/L,5.23～5.69 mmol/L 为边缘升高,＞5.72 mmol/L 为升高。TG 的合适范围是＜1.70 mmol/L,＞1.70 mmol/L 为升高。

2.脂蛋白

正常值 LDL＜3.12 mmol/L,3.15～3.61 mmol/L 为边缘升高,＞3.64 mmol/L 为升高;正常 HDL ≥1.04 mmol/L,＜0.91 mmol/L 为减低。

(四)心理-社会状况

了解老年患者对高脂血症的认识和患病的态度,治疗的需求。

二、主要护理诊断

(一)活动无耐力

活动无耐力与肥胖导致体力下降有关。

(二)知识缺乏

患者缺乏高脂血症的有关知识。

(三)个人应对无效

个人应对无效与不良饮食习惯有关。

三、护理目标

(1)患者体重接近或恢复正常。

(2)患者血脂指标恢复正常或趋于正常。

(3)患者自觉饮食习惯得到纠正。

四、主要护理措施

(一)建立良好的生活习惯,纠正不良的生活方式

1.饮食

由于降血脂药物的不良反应及考虑治疗费用,并且大部分人经过饮食控制可以使血脂水平有所下降,故提倡首先采用饮食治疗。饮食控制应长期坚持地进行。膳食宜清淡、低脂肪。烹调食用油用植物油,每天低于 25 g。少吃动物脂肪、内脏、甜食、油炸食品及含热量较高的食品,宜多吃新鲜蔬菜和水果,少饮酒、不吸烟。设计饮食治疗方案时应仔细斟酌膳食,尽可能与患者的生活习惯相吻合。以便使患者可接受而又不影响营养需要的最低程度。主食每天不要超过300 g可适当饮绿茶,以利降低血脂。

2.休息

生活要有规律,注意劳逸结合,保证充足睡眠。

3.运动

鼓励老年人进行适当的体育锻炼,如散步、慢跑、太极拳、门球等,不仅能增加脂肪的消耗、减轻体重,而且可减轻高脂血症。活动量应根据患者的心脑功能、生活习惯和身体状况而定,提倡循序渐进,不宜剧烈运动。运动后个人最大心率的80%,若经过饮食和调节生活方式达半年以上,血脂仍未降至正常水平,则可考虑使用药物治疗。

(二)用药护理

对饮食治疗无效,或有冠心病、动脉粥样硬化等危险因素的患者应考虑药物治疗。治疗前应向患者进行药物治疗目的、药物的作用与不良反应等方面的详细指导,以利长期合作。向患者详述服药的剂量和时间,并定期随诊,监测血脂水平。常用的调节血脂药有以下几种。

1.羟甲基戊二酰辅酶 A

主要能抑制胆固醇的生物合成。

2.贝特类

此类药不良反应较轻微,主要有恶心、呕吐、腹泻等胃肠道症状。肝肾功能不全者忌用。

3.胆酸螯合树脂质

此类药阻止胆酸或胆固醇从肠道吸收,使其随粪便排出。不良反应有胀气、恶心、呕吐、便秘,并干扰叶酸、地高辛、甲状腺素及脂溶性维生素的吸收。

4.烟酸

有明显的调脂作用。主要不良反应有面部潮红、瘙痒、胃肠道症状。

(三)心理护理

主动关心患者,耐心解答其各种问题,使患者明了本病经过合理的药物和非药物治疗病情可控,解除患者思想顾虑,使其保持乐观情绪,树立战胜疾病的信心,并长期坚持治疗,以利控制病情。

五、健康教育

(1)向患者及其家属讲解老年高脂血症的有关知识,使其明了糖尿病、肾病综合征和甲减等可引起高脂血症,积极治疗原发病。

(2)引导患者及其家属建立健康的生活方式,坚持低脂肪、低胆固醇、低糖、清淡的饮食原则,控制体重;生活规律,坚持运动,劳逸结合;戒烟、戒酒。

(3)嘱咐患者严格遵医嘱服药,定期监测血脂、肾功能等。

第三节　肥　胖　症

肥胖症指体内脂肪堆积过多和/或分布异常、体重增加,是包括遗传和环境因素在内的多种因素相互作用所引起的慢性代谢性疾病。肥胖症分单纯性肥胖症和继发性肥胖症两大类。临床上无明显内分泌及代谢性病因所致的肥胖症,称单纯性肥胖症。若作为某些疾病的临床表现之一,称为继发性肥胖症,约占肥胖症的1%。据估计,在西方国家成年人中,约有半数人超重和肥胖。我国肥胖症患病率也迅速上升,据《中国居民营养与健康现状(2004年)》中报道,我国成人超重率为 22.8%,肥胖率为 7.1%。肥胖症已成为重要的世界性健康问题之一。

一、病因与发病机制

病因未明,被认为是包括遗传和环境因素在内的多种因素相互作用的结果。总的来说,脂肪的积聚是由于摄入的能量超过消耗的能量。

(一)遗传因素

肥胖症有家族聚集倾向,但遗传基础未明,也不能排除共同饮食、活动习惯的影响。

(二)中枢神经系统

体重受神经系统和内分泌系统双重调节,最终影响能量摄取和消耗的效应器官而发挥作用。

(三)内分泌系统

肥胖症患者均存在血中胰岛素升高,这说明高胰岛素血症可引起多食和肥胖。

(四)环境因素

通过饮食习惯和生活方式的改变,如坐位生活方式、体育运动少、体力活动不足使能量消耗减少、进食多、喜甜食或油腻食物,使摄入能量增多。

(五)其他因素

(1)与棕色脂肪组织功能异常有关:由于棕色脂肪组织产热代谢功能低下,使能量消耗减少。

(2)肥胖症与生长因素有关:幼年起病者多为增生型或增生肥大型,肥胖程度较重,且不易控制;成年起病者多为肥大型。

(3)调定点说:肥胖者的调定点较高,具体机制仍未明了。

二、临床表现

肥胖症可见于任何年龄,女性较多见。多有进食过多和/或运动不足,肥胖家族史。引起肥胖症的病因不同,其临床表现也不相同。

(一)体型变化

脂肪堆积是肥胖的基本表现。脂肪组织分布存在性别差异,通常男性型主要分布在腰部以上,以颈项部、躯干部为主,称为苹果型,又称内脏型。女性型主要分布在腰部以下,以下腹部、臀部、大腿部为主,称为梨型。

(二)心血管疾病

肥胖患者血容量、心排血量均较非肥胖者增加而加重心脏负担,引起左心室肥厚、扩大;心肌脂肪沉积导致心肌劳损,易发生心力衰竭。由于静脉回流障碍,患者易发生下肢静脉曲张、栓塞性静脉炎和静脉血栓形成。

(三)内分泌与代谢紊乱

常有高胰岛素血症、动脉粥样硬化、冠心病及生长激素低等,且糖尿病发生率明显高于非肥胖者。

(四)消化系统疾病

胆石症、胆囊炎发病率高,慢性消化不良、脂肪肝、轻至中度肝功能异常较常见。

(五)呼吸系统疾病

由于胸壁肥厚,腹部脂肪堆积,使腹内压增高、横膈升高而降低肺活量,引起呼吸困难。严重者导致缺氧、发绀、高碳酸血症,可发生肺动脉高压和心力衰竭。还可引起睡眠呼吸暂停综合征及睡眠窒息,偶见猝死。

(六)其他

恶性肿瘤发生率升高,如女性子宫内膜癌、乳腺癌;男性结肠癌、直肠癌、前列腺癌发生率均升高。因长期负重易发生腰背及关节疼痛。皮肤皱褶易发生皮炎、擦烂、并发化脓性或真菌感染。

三、医学检查

肥胖症的评估包括测量身体肥胖程度、体脂总量和脂肪分布,其中后者对预测心血管疾病危险性更为准确。常用测量方法如下。

(一)体质指数(BMI)

测量身体肥胖程度,BMI=体重(kg)/身长(m)^2,是诊断肥胖症最重要的指标。我国成年人 BMI 值≥24为超重,≥28为肥胖。

(二)腰围(WC)

目前认为测定腰围更为简单可靠,是诊断腹部脂肪积聚最重要的临床指标。WHO 建议男性WC>94 cm、女性 WC>80 cm 为肥胖。中国肥胖问题工作组建议,我国成年男性 WC≥85 cm、女性WC≥80 cm 为腹部脂肪积蓄的诊断界限。

(三)腰臀比(WHR)

反映内脏脂肪分布。腰围测量髂前上棘和第12肋下缘连线的中点水平,臀围测量环绕臀部的骨盆最突出点的周径。正常成人 WHR 男性<0.90,女性<0.85,超过此值为中央性(又称腹内型或内脏型)肥胖。

(四)CT 或 MRI 检查

计算皮下脂肪厚度或内脏脂肪量。

(五)其他

身体密度测量法、生物电阻抗测定法、双能 X 线吸收法测定体脂总量等。

四、诊断要点

目前国内外尚未统一。根据病史、临床表现和判断指标即可诊断。在确定肥胖后,应鉴别单纯性或继发性肥胖症,并注意肥胖症并非单纯体重增加。

五、治疗

治疗要点:减少热量摄取、增加热量消耗,强调以行为、饮食、运动为主的综合治疗。

(一)行为治疗

教育患者采取健康的生活方式,改变饮食和运动习惯,并自觉地长期坚持是肥胖症治疗首要措施。

(二)营养治疗

轻度肥胖者控制总进食量,采用低热量、低脂肪饮食。中度肥胖更须严格控制总热量,对肥胖患者应制订能为之接受、长期坚持下去的个体化饮食方案,使体重逐渐减轻到适当水平,再继续维持。

(三)体力活动和体育运动

体力活动和体育运动与医学营养治疗相结合,并长期坚持,尽量创造多活动的机会、减少静坐时间,鼓励多步行。运动方式和运动量应适合患者具体情况,注意循序渐进,有心血管并发症和肺功能不好的患者必须更为慎重。

(四)药物治疗

长期用药可能产生药物不良反应及耐药性,因而选择药物必须十分慎重,减重药物应根据患者个体情况在医师指导下应用。

（五）外科治疗

外科治疗仅用于重度肥胖、减重失败、又有严重并发症者。对伴有糖尿病、高血压和心肺功能疾病的患者应给予相应监测和处理。可选择使用吸脂术、切脂术和各种减少食物吸收的手术，如空肠回肠分流术、胃气囊术、小胃手术或垂直结扎胃成形术等。

（六）继发性肥胖

应针对病因进行治疗。

六、护理诊断/问题

（一）营养失调

营养失调与能量摄入和消耗失衡有关。

（二）身体意像紊乱

身体意像紊乱与肥胖对身体外形的影响有关。

（三）有感染的危险

有感染的危险与机体抵抗力下降有关。

七、护理措施

（一）安全与舒适管理

肥胖症患者的体育锻炼应长期坚持，并提倡进行有氧运动，包括散步、慢跑、游泳、跳舞、太极拳、球类活动等，运动方式根据年龄、性别、体力、病情及有无并发症等情况确定。

1.评估患者的运动能力和喜好

帮助患者制订每天活动计划并鼓励实施，避免运动过度和过猛。

2.指导患者固定每天运动的时间

每次运动30～60分钟，包括前后10分钟的热身及整理运动，持续运动20分钟左右。如出现头昏、眩晕、胸闷或胸痛、呼吸困难、恶心、丧失肌肉控制能力等应停止活动。

（二）饮食护理

1.评估

评估患者肥胖症的发病原因，仔细询问患者单位时间内体重增加的情况，饮食习惯，了解患者每天进餐量及次数，进食后感觉和消化吸收情况，排便习惯。

有无气急、行动困难、腰痛、便秘、怕热、多汗、头晕、心悸等伴随症状及其程度。是否存在影响摄食行为的精神心理因素。

2.制订饮食计划和目标

与患者共同制订适宜的饮食计划和减轻体重的具体目标,饮食计划应为患者能接受并长期坚持的个体化方案,护士应监督和检查计划执行情况,使体重逐渐减轻(每周降低0.5～1 kg)直到理想水平并保持。①热量的摄入:采用低热量、低脂肪适量优质蛋白饮食,控制每天总热量的摄入。②采用混合的平衡饮食,合理分配营养比例,进食平衡饮食:饮食中蛋白质占总热量的15％～20％,碳水化合物占50％～55％,脂肪占30％以下。③合理搭配饮食:饮食包含适量优质蛋白质、复合糖类(如谷类)、足量的新鲜蔬菜(400～500 g/d)和水果(100～200 g/d)、适量维生素含复杂碳水化合物及微量营养素。④养成良好的饮食习惯:少食多餐、细嚼慢咽、蒸煮替代煎炸、粗细搭配、少脂肪多蔬菜、多饮水、停止夜食及饮酒、控制情绪化饮食。

(三)疾病监测

定期评估患者营养状况和体重的控制情况,观察生命体征、睡眠、皮肤状况,动态观察实验室有关检查的变化。注意热量摄入过低可引起衰弱、脱发、抑郁甚至心律失常,应严密观察并及时按医嘱处理。对于焦虑的患者,应观察焦虑感减轻的程度,有无焦虑的行为和语言表现;对于活动无耐力的患者,应观察活动耐力是否逐渐增加,能否耐受日常活动和一般性运动。

(四)用药护理

对使用药物辅助减肥者,应指导患者正确服用,并观察和处理药物的不良反应:①服用西布曲明患者可出现头痛、口干、畏食、失眠、便秘、心率加快,血压轻度升高等不良反应,故禁用于冠心病、充血性心力衰竭、心律失常和脑卒中的患者。②奥利司他主要不良反应为胃肠胀气、大便次数增多和脂肪便。由于粪便中含有脂肪多而呈烂便、脂肪泻、恶臭,肛门常有脂滴溢出而容易污染内裤,应指导患者及时更换,并注意肛周皮肤护理。

(五)心理护理

鼓励患者表达自己的感受;与患者讨论疾病的治疗及预后,增加战胜疾病的信心;鼓励患者自身修饰;加强自身修养,提高自身的内在气质;及时发现患者情绪问题,及时疏导,严重者建议心理专科治疗。

八、健康指导

(一)预防疾病

加强患者的健康教育,特别是有肥胖家族史的儿童,妇女产后及绝经期,男性中年以上或病后恢复期尤应注意。说明肥胖对健康的危害,使其了解肥胖症与心血管疾病、高血压、糖尿病、血脂异常等密切相关。告知肥胖患者体重减轻5%～10%,就能明显改善以上与肥胖相关的心血管病危险因素及并发症。

(二)管理疾病

向患者宣讲饮食、运动对减轻体重及健康的重要性,指导患者坚持运动,并养成良好的进食习惯。

(三)康复指导

运动要循序渐进并持之以恒,避免运动过度或过猛,应因人而异,量力而行;患者运动期间,应合理控制饮食;运动时注意安全,运动时有家属陪伴。

第四节　痛　风

一、概述

(一)疾病概述

痛风是嘌呤代谢障碍或尿酸排泄障碍引起的代谢性疾病,但痛风发病有明显的异质性,除高尿酸血症外可表现为急性关节炎、痛风石沉积、慢性关节炎、关节畸形、慢性间质性肾炎和尿酸性尿路结石。随着经济发展和生活方式的改变,其患病率逐渐上升。痛风发病年龄为30～70岁,男性发病年龄有年轻化趋势,一般成人仅有10%～20%的高尿酸血症者发生痛风,老年人高尿酸血症患病率达24%以上。高尿酸血症发生的男女比例为2∶1,而痛风发病的男女比例为20∶1,即95%的痛风患者是男性。这是因为男性喜饮酒、赴宴,喜食富含嘌呤、蛋白质的食物,使体内尿酸增加,排出减少。

(二)病理生理

痛风的发生取决于血尿酸的浓度和在体液中的溶解度。血尿酸的平衡取决于嘌呤的吸收和生成与分解和排泄。①嘌呤的吸收：体内的尿酸 20％ 来源于富含嘌呤食物的摄取，摄入过多可诱发痛风发作。②嘌呤的分解：尿酸是嘌呤代谢的终产物，正常人约 1/3 的尿酸在肠道经细菌降解处理，约 2/3 经肾以原型排出。③嘌呤的生成：体内的尿酸 80％ 来源于体内嘌呤生物合成。参与尿酸代谢的嘌呤核苷酸有 3 种：次黄嘌呤核苷酸、腺嘌呤核苷酸、鸟嘌呤核苷酸。在嘌呤代谢过程中，各环节都有酶参与调控，一旦酶发生异常，即可发生血尿酸增多或减少。④嘌呤的排泄：在原发性痛风中，80％～90％ 的直接发病机制是肾小管对尿酸盐的清除率下降或重吸收升高。痛风意味着尿酸盐结晶、沉积所致的反应性关节炎或痛风石疾病。

(三)病因与诱因

临床上仅有部分高尿酸血症的患者发展为痛风，确切原因不清。临床上分为原发性和继发性两大类。原发性基本属于遗传性，与肥胖、原发性高血压、血脂异常、糖尿病、胰岛素抵抗关系密切。继发性主要因肾脏病、血液病等疾病或药物、高嘌呤食物等引起。

(四)临床表现

临床多见于 40 岁以上的男性，女性多在绝经期后发病。

1.无症状期

早期症状不明显，有些可终身不出现症状，仅有血尿酸持续性或波动性增高，但随着年龄增长其患病率也随之增加，且与高尿酸血症的水平和持续时间有关。

2.急性关节炎期

为痛风的首发症状，多于春秋季节发病。常有以下特点：①多在夜间或清晨突然起病，多呈剧痛，数小时内出现受累关节的红、肿、热、痛和功能障碍，最常见于单侧踇趾及第 1 跖趾关节，其次为踝、膝、腕、指、肘等关节；②秋水仙碱治疗后，关节炎症状可迅速缓解；③发热，白细胞计数增多；④初次发作常呈自限性，数天内自行缓解，受累关节局部皮肤出现脱屑和瘙痒，是本病特有的表现；⑤关节腔滑囊液偏振光显微镜检查可见双折光的针形尿酸盐结晶，是确诊本病的依据；⑥高尿酸血症。

3.痛风石及慢性关节炎期

痛风石是痛风的特征性临床表现，是尿酸盐沉积所致，常见于耳轮、踇趾、指间和掌指关节，常为多关节受累，多见关节远端，表现为关节肿胀、僵硬、畸形及周围组织的纤维化和变形,严重时患处皮肤发亮、菲薄,破溃则有豆渣样的白色物质排出。

4.肾脏病变

肾脏病变分为痛风性肾病和尿酸性肾石病两种。前者早期仅有间歇性蛋白尿,随着病情的发展而呈持续性,晚期可发生肾功能不全,表现为水肿、高血压、血尿素氮和肌酐升高。少数表现为急性肾衰竭,出现少尿或无尿。后者10%～25%的痛风后者的肾脏有尿酸结石,呈泥沙样,常无症状,结石者可发生肾绞痛、血尿。

(五)辅助检查

1.血尿酸测定

正常值:男性为150～380 $\mu mol/L$,女性为100～300 $\mu mol/L$,更年期后接近男性血尿酸测定,高于正常值可确定高尿酸血症。

2.尿尿酸测定

限制嘌呤饮食5天后,每天尿酸排出量>3.57 mmol/L,可认为尿酸生成增多。

3.滑囊液或痛风石内容物检查

急性关节炎期行关节穿刺,提取滑囊液,在旅光显微镜下可见针形尿酸盐结晶。

4.X线检查

急性关节炎期可见非特征性软组织肿胀;慢性期或反复发作后可见软骨破坏,关节面不规则,特征性改变为穿凿样、虫蚀样圆形或弧形的骨质透亮缺损。

5.CT与MRI检查

CT扫描受累部位可见不均匀的斑点状高密度痛风石影像;MRI的 T_1 和 T_2 加权图像呈斑点状低信号。

(六)主要治疗原则

目前尚无根治原发性痛风的方法。治疗原则:①控制高尿酸血症,预防尿酸盐沉积;②迅速终止急性关节炎的发作,防止复发;③防止尿酸结石形成和肾功能损害。

(七)治疗

1.一般治疗

控制饮食总热量:限制饮酒和高嘌呤食物(如动物的肝、肾、心等内脏)的大量摄入;每天饮水2 000 mL以上以增加尿酸排泄;慎用抑制尿酸排泄的药物(如噻嗪类利尿药等);避免诱发因素和积极治疗相关疾病。

2.高尿酸血症的治疗

(1)排尿酸药:抑制近端肾小管对尿酸盐的重吸收,增加尿酸排泄,降低尿酸水平,适用于肾功能良好者。当内生肌酐清除率<30 mL/min时无效;已有尿酸盐结石形成,或每天尿排出尿酸盐>3.57 mmol时不宜使用。用药期间多饮水,并服用碳酸氢钠3~6 g/d。常用药物有苯溴马隆、丙磺舒、磺吡酮等。

(2)抑制尿酸生成药物:常用药物为别嘌醇,通过抑制黄嘌呤氧化酶,使尿酸的生成减少,适用于尿酸生成过多或不适合使用排尿酸药物者。

3.急性痛风性关节炎期的治疗

绝对卧床休息,抬高患肢,避免负重,迅速给秋水仙碱,越早用药疗效越好。

(1)秋水仙碱:是治疗急性痛风性关节炎的特效药,通过抑制中性粒细胞、单核细胞释放白三烯 B_4、白细胞介素-1 等炎症因子,同时抑制炎症细胞的变形和趋化,从而缓解炎症。不良反应有恶心、呕吐、厌食、腹胀和水样腹泻,如出现上述症状应及时调整剂量或停药;还可出现白细胞、血小板计数减少等,也会发生脱发现象。

(2)非甾体抗炎药:通过抑制花生四烯酸代谢中的环氧化酶活性,进而抑制前列腺素的合成而达到消炎镇痛的作用。活动性消化性溃疡、消化道出血为禁忌证。常用药物:吲哚美辛、双氯芬酸、布洛芬、罗非昔布等。

(3)糖皮质激素:上述药物治疗无效或不能使用秋水仙碱和非甾体抗炎药时,可考虑使用糖皮质激素或促肾上腺皮质激素 (adrenocorticotrophic hormone,ACTH)短程治疗。疗程一般不超过 2 周。

二、护理评估

(一)一般评估

1.生命体征(T、P、R、BP)

每天监测 T、P、R、BP,特别是体温的变化。

2.关节与皮肤

评估患者痛风石、关节炎的情况;评估皮肤的情况,如有无皮疹、剥脱性皮炎、出血性带状疱疹、过敏性皮炎等。

3.相关记录

饮食、皮肤等,必要时记录饮水量。

(二)身体评估

1.视诊

患者痛风石、关节炎情况,有无红、肿、热、痛等。全身皮肤情况,有无皮疹等异常。

2.触诊

痛风石、关节炎疼痛情况。皮肤弹性,皮肤压之是否褪色等。

(三)心理社会评估

评估患者对疾病治疗的信心,对痛风相关知识的掌握情况。

(四)辅助检查

1.血尿酸

当血尿酸男性超过 $420\ \mu mol/L$,女性$>350\ mmol/L$ 可诊断为高尿酸血症。血尿酸波动较大,应反复监测。限制嘌呤饮食5天后,如每天小便中尿酸排出量$>3.57\ mmol/L$,则提示尿酸生成增多。

2.滑囊液或痛风石检查

急性关节炎期行关节腔穿刺,抽取滑囊液,如见白细胞内有双折光现象的针形尿酸结晶,是确诊本病的依据。痛风结石活检也可见此现象。

3.慢性并发症的检查

全身关节、足部检查、疼痛评估等。

(五)主要用药的评估

1.应用治疗高尿酸血症药的评估

用药剂量、用药时间、药物不良反应的评估与记录。

2.急性痛风性关节炎期治疗药物的评估

用药剂量、用药时间的评估、药物不良反应的评估、注意有无出现"反跳"现象并记录。

三、主要护理诊断/问题

(一)疼痛

关节痛与痛风结石、关节炎症有关。

(二)躯体活动障碍

躯体活动障碍与关节受累、关节畸形有关。

(三)知识缺乏

缺乏痛风用药知识和饮食知识。

(四)潜在并发症

肾衰竭。

四、护理措施

(一)疾病知识指导

指导患者与家属有关痛风预防、饮食、治疗、活动等的相关知识。如注意避免进食高蛋白和高嘌呤的食物,忌饮酒,每天多饮水,饮水量＞2 000 mL/d,特别是服药排尿酸药物时更应多饮水,以帮助尿酸的排出。

(二)保护关节指导

指导患者日常生活中应注意:①活动时尽量使用大肌群,如能用肩部负重者不用手提,能用手臂者不用手指。②避免长时间持续进行重体力劳动。③经常变换姿势,保持受累关节舒适。④如有关节局部温热和肿胀,尽可能避免其活动。如运动后疼痛超过 2 小时,应暂时停止该项运动。

(三)药物服用的指导

排尿酸药、抑制尿酸生成药的服用应逐渐递增用量,用药过程中应按要求对肝功能、肾功能和尿酸水平进行测定,使用过程中,注意胃肠道反应,有无皮疹、过敏性皮炎等不良情况。如发生上述不良反应,应减量。

(四)关节及皮肤护理

指导患者保持关节功能位,防止变形。保持皮肤清洁,防止外伤导致皮肤破损,一旦发生皮肤破损,应及时予以处理。如皮肤出现瘙痒,注意不要抓破皮肤。

五、护理效果评估

(1)患者血尿酸水平控制正常。

(2)患者尿尿酸检测结果正常。

(3)患者无出现关节肿胀、畸形等并发症的发生。

(4)患者及家属基本掌握痛风相关知识,特别是预防和饮食的相关知识。

第五节 库欣综合征

一、疾病概述

(一)概念和特点

库欣综合征是由各种原因引起肾上腺皮质分泌过量的糖皮质激素所致病症的总称,以满月脸、多血质外貌、向心性肥胖、皮肤紫纹、痤疮、继发性糖尿病、高血压、骨质疏松等为主要表现。

(二)病理生理

高皮质醇血症是本病主要病生理学基础。皮质醇为人体代谢及应激等所必需,过量则引起全身代谢紊乱,导致临床综合征的发生。

(三)病因与诱因

肾上腺皮质主要受下丘脑-垂体的调节形成下丘脑-垂体-肾上腺皮质轴。这个轴的任何环节出现紊乱,都会影响肾上腺皮质的功能,使其分泌的激素发生变化,导致机体产生一系列病理生理过程,引起肾上腺皮质疾病。因此本病既可原发于肾上腺疾病,也可继发于下丘脑垂体疾病。

1.依赖 ACTH 的库欣综合征

(1)库欣病最常见,约占库欣综合征的 70%,指垂体 ACTH 分泌过多,伴肾上腺皮质增生。垂体多有微腺瘤,也有未能发现肿瘤者。

(2)异位 ACTH 综合征,是由于垂体以外的恶性肿瘤产生 ACTH,刺激肾上腺皮质增生,分泌过量的皮质醇。最常见的是肺癌(约占 50%),其次是胸腺癌和胰腺癌(各约 10%),甲状腺髓样癌。鼻咽症等。

2.不依赖 ACTH 的库欣综合征

(1)肾上腺皮质腺瘤:占库欣综合征的 15%~20%。

(2)肾上腺皮质癌:占库欣综合征的 5% 以下,病情重,进展快。

(3)不依赖 ACTH 的双侧肾上腺小结节性增生:患者血中 ACTH 低或检测不到,大剂量地塞米松不能抑制。发病机制与遗传和免疫有关。

(4)不依赖 ACTH 的双侧肾上腺大结节性增生:可能为抑胃肽促进皮质醇分泌,同时又反馈抑制垂体和下丘脑。

(四)临床表现

1.脂肪代谢障碍

向心性肥胖,多数为轻至中度肥胖、满月脸、水牛背、多血质、紫纹等。锁骨上窝脂肪垫。颊部及锁骨上窝堆积有特征性。

2.蛋白质代谢障碍

患者蛋白质分解加速、合成减少,以致负氮平衡状态,而引起皮肤弹性纤维断裂,可见微血管的红色紫纹。毛细血管脆性增加易有皮下淤血。肌萎缩及无力。骨质疏松,病理性骨折。

3.糖代谢障碍

有半数患者糖耐量降低,约 20% 有显性糖尿病,外周组织糖利用减少,肝糖输出增多,糖异生增加。

4.电解质紊乱

过多皮质醇致潴钠排钾,高血压,低血钾(去氧皮质铜盐皮质样作用)、水肿及夜尿增加,低血钾性碱中毒(异位 ACTH 综合征和肾上腺皮致癌)。

5.心血管病变

高血压常见,皮质醇和去氧皮质酮等增多是其主要原因。患者伴有动脉硬化和肾小动脉硬化,既是高血压的后果,又可加重高血压。

6.感染

长期皮质醇分泌增多使患者免疫功能减弱,患者容易感染某些化脓性细菌、真菌和病毒性疾病。因皮质醇增多使发热等机体防御反应被抑制,患者的感染征象往往不显著,易造成漏诊,后果严重。

7.造血系统及血液改变

大量的皮质醇使红细胞计数和血红蛋白含量偏高,且患者皮肤菲薄而呈多血质面容,白细胞总数及中性粒细胞增多,淋巴细胞和嗜酸性粒细胞减少。

8.性功能异常

女患者出现月经减少、不规则或停经表现,多伴有不孕、轻度脱毛、痤疮等。男患者性欲减退、阴茎缩小、睾丸变软、男性性征减少等。

9.神经、精神障碍

患者常有不同程度的精神、情绪变化,如情绪不稳定、有之快感、烦躁、失眠,严重者精神变态,个别可发生偏执狂。

10.皮肤色素沉着

异位 ACTH 综合征患者皮肤色素明显加深。

(五)实验室及其他检查

(1)血浆皮质醇测定:血浆皮质醇水平增高且昼夜节律消失,早晨高于正常,晚上不显著低于早晨。

(2)24小时尿17-羟皮质类固醇、血游离皮质醇升高。

(3)地塞米松抑制试验:小剂量地塞米松抑制试验,尿17-羟皮质类固醇不能被抑制到对照值的50%以下;大剂量地塞米松试验:能被抑制到对照值的50%以下者病变多为垂体性,不能被抑制者可能为原发性肾上腺皮质肿瘤或异位ACTH综合征这是确诊库欣病的必须试验。

(4)ATCH试验:垂体性库欣病和异位ACTH综合征者有反应,原发性肾上腺皮质肿瘤者多数无反应。

(5)影像学检查:肾上腺超声检查、蝶鞍X线、垂体CT、MRI等检查可发现相应病变。

(六)治疗原则

(1)库欣病:常采用手术、放疗或药物等方法来去除、破坏病灶或抑制肾上腺皮质激素的合成。

(2)肾上腺肿瘤:经检查明确腺瘤部位后,手术切除可根治。

(3)不依赖ACTH小结节性或大结节性双侧肾上腺增生,做双侧肾上腺切除术,术后做激素替代治疗。

(4)异位ACTH综合征:应治疗原发性肿瘤,根据具体病情做手术、放疗和化疗。如不能根治,则需用肾上腺皮质激素合成阻滞药。

二、护理评估

(一)一般评估

1.患者主诉

如皮肤瘀斑、多血质、近端肌无力、乏力、抑郁、向心性肥胖、糖尿病、高血压或月经不规律等症状。

2.生命体征(T、P、R、BP)

生命体征基本正常。

3.相关记录

体重、饮食、皮肤、出入量等记录结果。

(二)身体评估

注意患者有无出现典型的满月脸、多血质、向心性肥胖、皮肤紫纹、痤疮、糖尿病倾向、高血压和骨质疏松等。

(三)心理-社会评估

患者在疾病治疗过程中的心理反应与需求,家庭及社会支持情况,引导患者正确配合疾病的治疗与护理。

(四)辅助检查结果评估

1.实验室检查

各型库欣综合征共有的糖皮质激素分泌异常——皮质醇分泌增多,失去昼夜分泌节律,且不能被小剂量地塞米松抑制。

2.ATCH 试验

垂体性库欣病和异位 ACTH 综合征者有反应,原发性肾上腺皮质肿瘤者多数无反应。

3.影像学检查

影像学检查包括肾上腺超声检查、蝶鞍 X 线、垂体 CT、MRI 等检查可发现相应病变。

(五)主要用药的评估

主要用药为作用于下丘脑-垂体的神经递质:如赛庚啶、溴隐亭、奥曲肽、二氯二苯二氯乙烷等,多数药物作用缺乏特异性,效果一般。

(1)用药剂量、用药的方法(静脉注射、口服)的评估与记录。

(2)症状和体征改善,激素水平及生化指标恢复正常或接近正常,长期控制防止复发。

三、主要护理诊断/问题

(一)活动无耐力

活动无耐力与蛋白质分解过多、肌肉萎缩有关。

(二)自我形象紊乱

自我形象紊乱与库欣综合征引起身体外观改变有关。

(三)体液过多

体液过多与糖皮质激素过多引起水钠潴留有关。

(四)有感染的危险

有感染的危险与长期皮质醇分泌过多抑制免疫功能及高血糖引起的白细胞

吞噬功能降低有关。

(五)有受伤的危险

有受伤的危险与代谢异常引起钙吸收障碍,导致骨质疏松及疾病所致皮肤菲薄有关。

四、护理措施

(一)病情观察

向心性肥胖的表现,紫纹,满月脸的变化。有无咽痛、发热,注意观察注射部位皮肤,定期监测血压、血糖、血 K^+、Na^+、Cl^- 水平,询问患者睡眠情况。

(二)饮食护理

给予高蛋白、高维生素、低脂、低盐、含钾和钙丰富的饮食,含钾丰富的食品有菠菜、橘子、香蕉、猕猴桃等,含钙丰富的食品有豆制品、牛奶、虾等。

(三)适当活动

鼓励患者做一些力所能及的活动,以增强完成日常自理活动的耐受性,减缓肌肉萎缩的进程。同时嘱其感到疲劳时,应适当休息。

(四)心理护理

鼓励患者表达自己的感受,耐心倾听患者的倾诉;对于其所表现出来的情绪反应,给予理解,避免一些刺激性的言行;安慰患者,向患者说明当激素水平控制至正常后,症状、体征即可消失;嘱患者的亲友关心、体贴患者,与护士一起帮助患者树立战胜疾病的信心。

(五)预防感染

对患者的日常生活进行保健指导,向患者及家属说明保持皮肤、口腔、会阴等清洁卫生的重要性,注意保暖,预防上呼吸道感染。护理人员做到保持病室通风,温湿度适宜,并定期进行紫外线照射消毒;保持床单清洁、干燥。

(六)防止外伤、骨折、皮肤破损

保持地面清洁、干燥、无障碍物,以减少患者摔倒受伤的危险;经常巡视患者,及时满足生活需求;嘱患者穿柔软宽松的衣裤,不要系腰带;嘱其在活动中避免范围过大、运动量过强。

(七)健康教育

(1)为患者及其家属讲解本病各种症状、体征出现的原因以及各种治疗护理措施的依据及其重要性,使其能够自觉坚持饮食、饮水、活动、自我保护及治疗等要求。为了解治疗后机体激素水平,需定期复查。

(2)除肾上腺皮质腺瘤手术切除效果良好外,其他方法疗效均欠佳。如肾上腺切除术者约10%复发,且有10%~15%出现纳尔逊综合征;垂体放疗虽有较高治愈率,但并发症亦较多;经蝶窦显微外科手术是治疗垂体性库欣综合征最重要的进展,但不适用于大腺瘤者。

五、护理效果评估

(1)患者相应的症状和体征有所改善。

(2)患者激素水平及生化指标恢复正常或接近正常。

(3)患者未发生皮肤破损、感染等并发症或发生时被及时发现和处理。

第六节 尿 崩 症

尿崩症是由于抗利尿激素缺乏,或肾远曲小管对抗利尿激素敏感性降低,致肾小管重吸收水的功能障碍,从而引起多尿、烦渴、多饮与尿比重低的一种疾病。以中枢尿崩症(或神经源性尿崩症)最常见。本病是由于下丘脑-神经垂体部位的病变所致(部分病例无明显诱因)。该病可发生于任何年龄,但以青少年多见。尿崩症分为特发性和继发性两种类型,前者病因不明,后者多为下丘脑-神经垂体部位的病变所引起。常见病因有下丘脑和垂体的肿瘤、颅脑外伤、手术、颅内感染、浸润性病变等。

一、临床表现

(一)主要症状

1.尿量增多

尿量5~10 L/24 h,最多可达18 L,夜尿多。

2.尿比重降低

常在1.005以下,尿色淡如清水。

3.烦渴多饮

喜冷饮,一般摄入水量约等于排出水量。

4.中枢系统症状

肿瘤、颅脑外伤及手术累及口渴中枢时,除头痛、视力改变、嗜睡等症状外,也可出现谵妄、痉挛、呕吐等。

5.意识不清

严重失水未及时补充,可出现意识不清,血浆渗透压与血清钠浓度明显升高,甚至死亡。

(二)辅助检查

1.尿液检查

尿量多在 4 L/d 以上;尿比重多≤1.005;尿渗透浓度(压)<300 mmol/L。

2.血渗透浓度(压)

血浆渗透浓度可高于 300 mol/L(正常参考值为 280～295 mol/L)。

3.禁水-加压素试验

禁水-加压素试验是最常见的有助于诊断垂体性尿崩症的功能试验。

4.影像学检查

因肿瘤、浸润性疾病所致尿崩症宜摄头颅平片、CT、MRI 成像检查等。

二、治疗原则

(一)激素替代治疗

补充抗利尿激素制剂,如鞣酸加压素油剂,每毫升加压素 5 单位,从 0.1 mL 开始肌内注射,后逐渐增大剂量,作用可维持 2～5 天,甚或 10 天。1-脱氨基-8-右旋精氨酸加压素每次5～10 μg,鼻腔喷雾或滴入,2 次/天。

(二)口服抗利尿药物

已发现氢氯噻嗪、氯磺丙脲、卡马西平、弥凝片等药物用于尿崩症患者可有不同程度抗利尿作用,但存在个体差异。可联合两种药物同时服用,以增强疗效,可交替使用,并注意药物不良反应。

(三)病因治疗

因肿瘤引起者,宜酌情选择手术或放疗。

三、护理

(一)一般护理

1.保证休息时间

患者夜间多尿,白天容易疲倦,要注意保持安静环境,有利于患者休息。

2.心理护理

由于尿量增多,烦渴多饮,影响休息、工作,患者多有紧张情绪,焦虑、睡眠差、烦躁不安,应向其介绍疾病有关知识,给予安慰鼓励,生活上给予照顾,使之保持心情舒畅,积极地配合检查治疗。

3.供水要及时

对于多尿、多饮者,应根据患者的需要备好足够的温开水,防止脱水。

4.记出入量

每天准确记录尿量、饮水量,测体重,并仔细观察尿色、比重及电解质、血渗透压情况。

5.防止脱水

注意观察有无脱水症状,一旦发现及时报告医师尽早补液。

6.防止便秘

有便秘者,尽早预防,按医嘱可口服缓泻剂、开塞露塞肛或采用热敷腹部、灌肠等措施,保持大便通畅。

7.给予易消化饮食

进食易消化、少刺激、营养丰富、含水多的膳食。

8.保持皮肤、黏膜的清洁

防止感染。

9.观察药物疗效及不良反引发

(1)鞣酸加压素(油剂)注射前须加温并充分摇匀,行深部肌内注射。注射后观察疗效及不良反应,特别注意有无头痛、血压升高、腹痛等水中毒表现。

(2)治疗部分性垂体尿崩症,给予氢氯噻嗪时忌饮咖啡;应用卡马西平时注意观察有无白细胞计数减少、肝损害、嗜睡、眩晕、皮疹等不良反应。

(二)观察要点

(1)观察患者尿量、尿比重、饮水量和体重,观察 24 小时出入量是否平衡,对入量明显少于出量者,要每天称体重。

(2)观察患者有无体重及血压下降、心率加快、头痛、恶心、呕吐、烦躁、胸闷、神志模糊、虚脱、昏迷等脱水症状及高渗综合征。

(3)观察饮食情况,有无食欲缺乏、便秘、发热、睡眠不佳、皮肤干燥等症状。

(4)观察血渗透压、血清钠、钾的变化。

(三)禁水-加压素试验方法与护理

1.方法

试验前测体重、血压、尿量、尿比重、尿渗透压。以后每小时排尿,测尿量、尿比重、尿渗透压、体重、血压等,至尿量无变化,尿比重及渗透压持续两次不再上升为止。抽血测定血浆渗透压,并皮下注射抗利尿激素 5 U,每小时再收集尿量,测尿比重、尿渗透浓度 1~2 次。一般禁水需 12 小时以上。

2.护理

行禁水加压素试验时,应严密观察体重、血压、神志等变化。当有极度口渴、烦躁不安、血压下降、体重减轻 3 kg 以上时,应终止试验,立即遵医嘱肌内注射垂体后叶素 5 U,嘱患者缓慢饮水,以防水中毒。

(四)家庭护理

(1)由于尿多,多饮,所以要嘱患者在身边备足温开水。

(2)帮助患者了解疾病知识,保持乐观情绪,增强治疗疾病信心。

(3)指导患者正确记录尿量、饮水量及体重的变化。

(4)严格遵医嘱服药,不擅自停药或增加药的剂量。

(5)保持皮肤清洁卫生,注意休息,避免劳累,适当进行体格锻炼。

(6)门诊定期随访。

第 四 章

神经外科护理

第一节　颅内压增高症

颅内压增高是由于颅内任何一种主要内容物(血液、脑脊液、脑组织)容积增加或者有占位性病变时,其所增加的容积超过代偿限度所致。正常人侧卧位时,测定颅内压(ICP)为 $0.8\sim1.8$ kPa($6\sim13.5$ mmHg),>2.0 kPa(15 mmHg)为颅内压增高,$2.0\sim2.6$ kPa($15\sim20$ mmHg)为轻度增高,$2.6\sim5.3$ kPa($20\sim40$ mmHg)为中度增高,>5.3 kPa(>40 mmHg)为重度增高。

一、病因与发病机制

引起颅内压增高的疾病很多,但发生颅内压增高的主要因素如下。

(一)脑脊液增多

(1)分泌过多,如脉络丛乳头状瘤。

(2)吸收减少:如交通性脑积水,蛛网膜下腔出血后引起蛛网膜粘连。

(3)循环交通受阻:如脑室及脑中线部位的肿瘤引起的梗阻性脑积水或先天性脑畸形。

(二)脑血液增多

(1)脑外伤后<24小时的脑血管扩张、充血,以及呼吸道梗阻,呼吸中枢衰竭引起的二氧化碳蓄积,高碳酸血症和丘脑下部、鞍区或脑干部位手术,使自主神经中枢或血管运动中枢受刺激引起的脑血管扩张充血。

(2)颅内静脉回流受阻。

(3)出血。

(三)脑容积增加

正常情况下颅内容积除颅内容物体积外有 8%~10% 的缓冲体积即代偿容积。因此颅内容积很大,但代偿调节作用很小。常见脑水肿如下。①血管源性脑水肿:多见于颅脑损伤、脑肿瘤、脑手术后。②细胞毒性脑水肿:多见于低氧血症,高碳酸血症,脑缺血和缺氧。③渗透性脑水肿:常见于严重电解质紊乱(Na^+丢失)渗透压降低,水中毒。

(四)颅内占位病变

常见于颅内血肿,颅内肿瘤,脑脓肿和脑寄生虫等。

二、临床表现

(一)头痛

头痛是颅内压增高最常见的症状,有时是唯一的症状。可呈持续性或间歇性,当用力、咳嗽、负重,早晨清醒时和较剧烈活动时加重,其原因是颅内压增高使脑膜、血管或神经受挤压、牵扯或炎症变化的刺激所致。急性和重度的颅内压增高可引起剧烈的头痛并常伴喷射性呕吐。

(二)恶心呕吐

多数颅内压增高患者都伴有恶心、不思饮食,重度颅内压增高可引起喷射性呕吐,呕吐之后头痛随之缓解,小儿较成人多见,其原因是迷走神经中枢和神经受刺激所引起。

(三)视力障碍和眼底变化

长期颅内压增高,使视神经受压,眼底静脉回流受阻。引起视神经萎缩造成视力下降、模糊和复视,眼底视盘水肿,严重者出现失明和眼底出血。

头痛、恶心呕吐、视盘水肿为颅内压增高的三大主要症状。

(四)意识障碍

意识障碍是反映脑受压的可靠及敏感指标,当大脑皮质、脑干网状结构广泛受压和损害即可出现意识障碍。颅内压增高早期患者可出现烦躁、嗜睡和定向障碍等意识不清的表现,晚期则出现朦胧和昏迷。末期出现深昏迷。梗阻性脑积水所引起的颅内压增高一般无意识障碍。

(五)瞳孔变化

由于颅内压不断增高而引起脑移位,中脑和脑干移位压迫和牵拉动眼神经可引起瞳孔对光反射迟钝。瞳孔不圆,瞳孔忽大忽小,一侧瞳孔逐渐散大,光反射消失;末期出现双侧瞳孔散大、固定。

(六)生命体征变化

颅内压增高,早期一般不会出现生命体征变化,急性或重度的颅内压增高可引起血压增高,脉压增大,呼吸、脉搏减慢综合征。随时有呼吸骤停及生命危险。常见于急性脑损伤患者,而脑肿瘤患者则很少出现血压升高。

(七)癫痫发作

约有 20％的颅内压增高患者发生癫痫,为局限性癫痫小发作,如口角、单侧上、下肢抽搐,或癫痫大发作,大发作时可引起呼吸道梗阻,加重脑缺氧、脑水肿而加剧颅内压增高。

(八)颅内高压危象(脑疝形成)

1.颞叶钩回疝

颞叶钩回疝即幕上肿瘤、水肿、血肿引起急剧的颅内压力增高,挤压颞叶向小脑幕裂孔或下方移位,同时压迫动眼神经、大脑后动脉和中脑,使脑干移位,产生剧烈的头痛、呕吐,血压升高,呼吸、脉搏减慢、不规则。很快进入昏迷,一侧瞳孔散大,光反射消失,对侧肢体偏瘫,去脑强直。此时如未进行及时的降颅压处理则会出现呼吸停止,双侧瞳孔散大、固定、血压下降、心跳停止。

2.枕骨大孔疝

枕骨大孔疝又称小脑扁桃体疝,主要是幕下肿瘤、血肿、水肿致颅内压力增高,挤压小脑扁桃体进入压力偏低的枕骨大孔,压迫延脑和 $C_{1\sim2}$ 颈髓,患者出现剧烈头痛、呕吐、呼吸不规则、血压升高、心跳缓慢,随之很快出现昏迷、瞳孔缩小或散大、固定、呼吸停止。

三、护理

(一)护理目标

(1)了解引起颅内压增高的原因,及时对症处理。

(2)通过监测及早发现病情变化,避免意识障碍发生。

(3)颅内压得到控制,脑疝危象得以解除。

(4)患者主诉头痛减轻,自觉舒适,头脑清醒,睡眠改善。

(5)体液恢复平衡,尿比重在正常范围,无脱水症状和体征。

(二)护理措施

(1)观察神志、瞳孔变化 1 次/小时。如出现神志不清及瞳孔改变,预示颅内压力增高,需及时报告医师进行降颅内压处理。

(2)观察头痛的程度,有无伴随呕吐对剧烈头痛应及时对症降颅压处理。

(3)监测血压、脉搏、呼吸 1 次/1～2 小时,观察有无呼吸、脉搏慢,血压高即"两慢一高"征。

(4)保持呼吸道通畅:呼吸道梗阻时,因患者呼吸困难,可致胸腔内压力增高、$PaCO_2$ 增高致脑血管扩张、脑血流量增多进而使颅内压增高。护理时应及时清除呼吸道分泌物和呕吐物。抬高床头 15°～30°,持续或间断吸氧,改善脑缺氧,减轻脑水肿。

(5)如脱水治疗的护理:应用高渗性脱水剂,使脑组织间的水分通过渗透作用进入血循环再由肾脏排出,可达到降低颅内压的目的。常用 20% 甘露醇250 mL,15～30 分钟内滴完,2～4 次/天;呋塞米20～40 mg,静脉或肌内注射,2～4 次/天。脱水治疗期间,应准确记录 24 小时出入液量,观察尿量、色,监测尿素氮和肌酐含量,注意有无水、电解质紊乱和肝、肾功能损害。脱水药物应严格按医嘱执行,并根据病情及时调整脱水药物的用量。

(6)糖皮质激素治疗的护理:糖皮质激素通过稳定血-脑屏障,预防和缓解脑水肿,改善患者症状。常用地塞米松 5～10 mg,静脉注射;或氢化可的松 100 mg静脉注射,1～2 次/天;由于糖皮质激素有引起消化道应激性溃疡出血、增加感染机会等不良反应,故用药的同时应加强观察,预防感染,避免发生并发症。

(7)颅内压监护。①监护方法:颅内压监护有植入法和导管法两种。植入法:将微型传感器植入颅内,传感器直接与颅内组织(硬脑膜外、硬脑膜下、蛛网膜下腔、脑实质等)接触而测压。导管法:以引流出的脑脊液或生理盐水充填导管,将传感器(体外传感器)与导管相连接,借导管内的液体与传感器接触而测压。两种方法的测压原理均是利用压力传感器将压力转换为与颅内压力大小成正比的电信号,再经信号处理装置将信号放大后记录下来。植入法中的硬脑膜外法及导管法中的脑室法优点较多,使用较广泛。②颅内压监护的注意事项:监护的零点参照点一般位于外耳道的位置,患者需平卧或头抬高 10°～15°;监护前注意记录仪与传感器的零点核正,并注意大气压改变而引起的"零点飘移";脑室法时在脑脊液引流期间每 4～6 小时关闭引流管测压,了解颅内压真实情况;避免非颅内情况而引起的颅内压增高,如出现呼吸不畅、躁动、高热或体位不舒适、尿潴留时应及时对症处理;监护过程严格无菌操作,监护时间以 72～96 小时为宜,防止颅内感染。③颅内压监护的优点:颅内压增高早期,由于颅内容积代偿作用,患者无明显颅内压增高的临床表现,而颅内压监护时可发现颅内压提高和基线不平稳;较重的颅内压升高[ICP>5.3 kPa(40 mmHg)]时,颅内压监护基线水平与临床症状出现及其严重程度一致;有些患者临床症状好转,但颅内压逐渐上升,预示迟发性(继发性)颅内血肿的形成;根据颅内压监护使用脱水剂,可以避免盲目使用脱水剂及减少脱水剂的用量,减少急性肾衰竭及电解质紊乱等并发症的发生。

(8)降低耗氧量:对严重脑挫裂伤、轴索损伤、脑干损伤的患者进行头部降温,降低脑耗氧量。有条件者行冬眠低温治疗。①冬眠低温的目的:降低脑耗氧量,维持脑血流和脑细胞能量代谢,减轻乳酸堆积,降低颅内压;保护血-脑屏障功能,抑制白三烯 B_4 生成及内源性有害因子的生成,减轻脑水肿反应;调节脑损伤后钙调蛋白酶Ⅱ活性和蛋白激酶活力,保护脑功能;当体温降至30 ℃,脑的耗氧量约为正常的 55%,颅内压力较降温前低 56%。②降温方法:根据医嘱首先给予足量冬眠药物,如冬眠Ⅰ号合剂(包括氯丙嗪、异丙嗪及哌替啶)或冬眠Ⅱ号合剂(哌替啶、异丙嗪、双氢麦角碱),待自主神经充分阻滞,御寒反应消失,进入昏睡状态后,方可加用物理降温措施。物理降温方法可采用头部戴冰帽,在颈动脉、腋动脉、肱动脉、股动脉等主干动脉表浅部放置冰袋,此外还可采用降低室温、减少被盖、体表覆盖冰毯等方法。降温速度以每小时下降 1 ℃为宜,体温降至肛温 33～34 ℃,腋温 31～33 ℃较为理想。体温过低易诱发心律失常、低血压、凝血障碍等并发症;体温>35 ℃,则疗效不佳。③缓慢复温:冬眠低温治疗一般为 3～5 天,复温应先停物理降温,再逐步减少药物剂量或延长相同剂量的药物维持时间直至停用;加盖被毯,必要时用热水袋复温,严防烫伤;复温不可过快,以免出现颅内压"反跳"、体温过高或中毒等。④预防并发症:定时翻身拍背、吸痰,雾化吸入,防止肺部感染;低温使心排血量减少,冬眠药物使外周血管阻力降低,在搬动患者或为其翻身时,动作应轻稳,以防发生直立性低血压;观察皮肤及肢体末端,冰袋外加用布套,并定时更换部位,定时局部按摩,以防冻伤。

(9)防止颅内压骤然升高:对烦躁不安的患者查明原因,对症处理,必要时给予镇静剂,避免剧烈咳嗽和用力排便;控制液体摄入量,成人每天补液量<2 000 mL,输液速度应控制在 30～40 滴/分;保持病室安静,避免情绪紧张,以免血压骤升而增加颅内压。

第二节 颅脑损伤

颅脑损伤分为头皮损伤、颅骨损伤与脑损伤,三者可单独或合并存在。其发生率仅次于四肢损伤,占全身损伤的 15%～20%,常与身体其他部位的损伤复合存在,其致残率及致死率均居首位。常见于交通、工矿等事故,自然灾害、爆炸、火器伤、坠落、跌倒以及各种锐器、钝器对头部的伤害。颅脑损伤对预后起决定性作用的是脑损伤的程度及其处理效果。

一、头皮损伤

(一)解剖生理概要

头皮分为 5 层(图 4-1):由外及里依次为皮肤、皮下组织、帽状腱膜、帽状腱膜下层、骨膜层。其中浅部 3 层紧密连接,不易分离,深部两层之间连接疏松,较易分离。各层解剖特点如下。

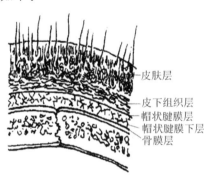

图 4-1 头皮解剖

1.皮肤层

皮肤层厚而致密,内含大量汗腺、皮脂腺、毛囊,具有丰富的血管,外伤时易致出血。

2.皮下组织层

皮下组织层由致密的结缔组织和脂肪组织构成,前者交织成网状,内有血管、神经穿行。

3.帽状腱膜层

帽状腱膜层前连额肌,后连枕肌,两侧达颞肌筋膜,坚韧、富有张力。

4.帽状腱膜下层

帽状腱膜下层是位于帽状腱膜与骨膜之间的疏松结缔组织层,范围较广,前至眶上缘,后达上项线,其间隙内的静脉经导静脉与颅内静脉窦相通,是颅内感染和静脉窦栓塞的途径之一。

5.骨膜层

骨膜层是由致密结缔组织构成的,骨膜在颅缝处贴附紧密,其余部位贴附疏松,故骨膜下血肿易被局限。

头皮血液供应丰富,且动、静脉伴行,由颈内、外动脉的分支供血,左右各5支在颅顶汇集,各分支间有广泛的吻合支,其抗感染及愈合能力较强。

(二)分类与特点

头皮损伤是颅脑损伤中最常见的损伤,严重程度差别较大,可能是单纯损伤,也可能是合并颅骨及脑损伤。

1.头皮血肿

头皮血肿大多由钝器伤所致,按照血肿出现在头皮的层次分为以下3种。

(1)皮下血肿:血肿位于皮肤表层与帽状腱膜之间,因受皮下纤维隔限制,血肿体积小、张力高、压痛明显,有时因周围组织肿胀隆起,中央反而凹陷,易被误认为凹陷性颅骨骨折,需用颅骨X线摄片做鉴别。

(2)帽状腱膜下血肿:头部受到斜向暴力,头皮发生了剧烈滑动,撕裂该层间的导血管所致。由于该层组织疏松,出血易于扩散,严重时血肿边界可与帽状腱膜附着缘一致,覆盖整个穹隆部,蔓延至全头部,似戴一顶有波动的帽子。小儿及体弱者,可导致休克或贫血。

(3)骨膜下血肿:血肿因受到骨缝处骨膜牢固粘连的限制,多局限于某一颅骨范围内,多由颅骨骨折引起。

较小的头皮血肿,一般1~2周可自行吸收,无须特殊处理,早期可给予加压冷敷以减少出血和疼痛,24~48小时后改用热敷以促进血肿吸收,切忌用力揉搓。若血肿较大,则应在严格皮肤准备和消毒下,分次穿刺抽吸后加压包扎。处理头皮血肿同时,应警惕合并颅骨损伤及脑损伤的可能。

2.头皮裂伤

头皮裂伤多为锐器或钝器打击所致,是常见的开放性头皮损伤,由于头皮血管丰富,出血较多,可引起失血性休克。处理时须着重检查有无颅骨和脑损伤。头皮裂伤较浅时,因断裂血管受头皮纤维隔的牵拉,断端不能收缩,出血量反较帽状腱膜全层裂伤者多。现场急救可局部压迫止血,争取在24小时之内实施清创缝合。缝合前要检查伤口有无骨碎片及有无脑脊液或脑组织外溢。缝合前应剃净伤处头发,冲洗消毒伤口,实施清创缝合后,注射破伤风抗毒素。

3.头皮撕脱伤

头皮撕脱伤多因发辫受机械力牵拉,使大块头皮自帽状腱膜下层或连同骨膜一起被撕脱所致。可导致失血性或疼痛性休克。急救时,除加压包扎止血、防止休克外,应保留撕脱的头皮,避免污染,用无菌敷料包裹、隔水放置于有冰块的容器内,随伤员一同送往医院。手术应争取在伤后6～8小时内进行,清创植皮后,应保护植皮片不受压、不滑动,利于皮瓣成活。对于骨膜已撕脱者,在颅骨外板上多处钻孔达板障,待骨孔内肉芽组织生成后再行植皮。

二、颅骨损伤

颅骨骨折指颅骨受暴力作用致颅骨结构改变。颅骨骨折提示伤者受暴力较重,合并脑损伤概率较高。颅骨骨折不一定合并严重的脑损伤,没有骨折也可能合并脑损伤,其临床意义不在于骨折本身。颅骨骨折按骨折部位分为颅盖骨折和颅底骨折。按骨折形态分为线性骨折和凹陷性骨折。按骨折是否与外界相通分为开放性骨折与闭合性骨折。

(一)解剖生理概要

颅骨由颅盖和颅底构成,颅盖、颅底均有左右对称的骨质增厚部分,形成颅腔的坚强支架。

颅盖骨质坚实,由内、外骨板和板障构成。外板厚,内板较薄,内、外骨板表面均有骨膜覆盖,内骨膜也是硬脑膜外层,在颅骨的穹隆部,内骨膜与颅骨板结合不紧密,故颅顶部骨折时容易形成硬脑膜外血肿。

颅底骨面凹凸不平,厚薄不一,有两侧对称、大小不等的骨孔和裂隙,脑神经及血管由此出入颅腔。颅底被蝶骨嵴和岩骨嵴分为颅前窝、颅中窝和颅后窝。颅骨的气窦,如额窦、筛窦、蝶窦及乳突气房等均贴近颅底,气窦内壁与颅脑膜紧贴,颅底骨折越过气窦时,相邻硬脑膜常被撕裂,形成脑脊液外漏,易发生颅内感染。

(二)病因与发病机制

颅腔近似球体,颅骨有一定的弹性,有相当的抗压缩和抗牵张能力。颅骨受到暴力打击时,着力点局部可下陷变形,颅腔也可随之变形。当暴力强度大、受力面积小,颅骨多以局部变形为主,当受力点呈锥形内陷时,内板首先受到较大牵张力而折裂。此时若外力作用终止,则外板可弹回复位保持完整,仅造成内板骨折,骨折片可穿破硬脑膜造成局限性脑挫裂伤。如果外力继续存在,则外板也将随之折裂,形成凹陷性骨折或粉碎性骨折。当外力引起颅骨整体变形较重,受力面积又较大时,可不发生凹陷性骨折,而在较为薄弱的颞骨鳞部或颅底引发线性骨折,局部骨折线往往沿暴力作用的方向和颅骨脆弱部分延伸。当暴力直接打击在颅底平面上或暴力由脊柱上传时常引起颅底骨折。颅前窝损伤时可能累及的脑神经有嗅神经、视神经,颅中窝损伤可累及面神经、听神经,颅后窝少见。

(三)临床表现

1.颅盖骨折

(1)线性骨折:发生率最高,局部有压痛、肿胀。经颅骨 X 线摄片确诊。单纯线性骨折本身不需要特殊处理,但应警惕合并脑损伤或颅内出血,尤其是硬脑膜外血肿,有时可伴发局部骨膜下血肿。

(2)凹陷性骨折:局部可扪及局限性下陷区。若凹陷骨折位于脑重要功能区浅面,可出现偏瘫、失语、癫痫等病症。X 线摄片可见骨折片陷入颅内的深度,CT 扫描有助于骨折情况和合并脑损伤的诊断。

2.颅底骨折

多为强烈的间接暴力作用于颅底或颅盖骨折延伸到颅底所致,常为线性骨折。依骨折的部位不同可分为颅前窝、颅中窝和颅后窝骨折,临床表现各异。

(1)颅前窝骨折:骨折累及眶顶和筛骨,可有鼻出血、眶周("熊猫眼"征)及球结膜下瘀血斑。若脑膜、骨膜均破裂,则合并脑脊液鼻漏,即脑脊液经额窦或筛窦由鼻孔流出。若筛板或视神经管骨折,可合并嗅神经或视神经损伤。

(2)颅中窝骨折:骨折累及蝶骨,也可有鼻出血或合并脑脊液鼻漏。若累及颞骨岩部,且脑膜、骨膜及鼓膜均破裂时,则合并脑脊液耳漏,即脑脊液经中耳由外耳道流出;若鼓膜完整,脑脊液则经咽鼓管流向鼻咽部,常被误认为是鼻漏。颅中窝骨折常合并第Ⅶ、Ⅷ对脑神经损伤。若累及蝶骨和颞骨的内侧部,还可能损伤垂体或第Ⅱ、Ⅲ、Ⅳ、Ⅴ、Ⅵ对脑神经。若骨折伤及颈动脉海绵窦段,可因动静脉瘘的形成而出现搏动性突眼及颅内杂音。破裂孔或颈内动脉管处的破裂,可发生致命性的鼻出血或耳出血。

(3)颅后窝骨折:骨折累及颞骨岩部后外侧时,一般在伤后 1～2 天出现乳突部皮下淤血斑(Battle 征)。若累及枕骨基底部,可在伤后数小时出现枕下部肿胀及皮下淤血斑;枕骨大孔或岩尖后缘附近的骨折,可合并后组脑神经(第Ⅸ～Ⅻ对脑神经)损伤。

(四)辅助检查

1.X 线片

X 线片可显示颅内积气,但仅 30%～50%病例能显示骨折线。

2.CT 检查

CT 检查有助于眼眶及视神经管骨折的诊断,且显示有无脑损伤。

3.尿糖试纸测定

鉴别是否为脑脊液。

(五)诊断要点

外伤史、临床表现和颅骨 X 线摄片、CT 检查基本可以明确诊断和定位,对脑脊液外漏有疑问时,可收集流出液做葡萄糖定量来测定。

(六)治疗要点

1.颅盖骨折

(1)单纯线性骨折:无须特殊处理,仅需卧床休息,对症治疗,如止痛、镇静等。但须注意有无继发颅内血肿等并发症。

(2)凹陷性骨折:若凹陷性骨折位于脑重要功能区表面,有脑受压症状或大面积骨折片下陷,直径>5 cm,深度超过 1 cm 时,应手术整复或摘除碎骨片。

2.颅底骨折

颅底骨折无须特殊治疗,主要观察有无脑损伤及处理脑脊液外漏、脑神经损伤等并发症。一旦出现脑脊液外漏即属开放性损伤,应使用 TAT 及抗生素预防感染,大部分漏口在伤后 1～2 周自愈。若 4 周以上仍未自愈,可行硬脑膜修补术。若骨折片压迫视神经,应尽早手术减压。

(七)护理评估

1.健康史

了解受伤过程,如暴力大小、方向、受伤时有无意识障碍及口鼻出血情况,初步判断是否伴有脑损伤。同时了解患者有无合并其他疾病。

2.目前身体状况

(1)症状和体征:了解患者目前的症状和体征可判断受伤程度和定位,观察患者有无"熊猫眼"征、Battle 征,明确有无脑脊液外漏。鉴别血性脑脊液外漏与耳鼻损伤出血时,可将流出的血性液体滴于白色滤纸上,如见血迹外围有月晕样淡红色浸润圈,可判断为脑脊液外漏。有时颅底骨折虽伤及颞骨,且骨膜及脑膜均已破裂但鼓膜尚完整时,脑脊液可经咽鼓管流至咽部而被患者咽下,故应询问患者是否有腥味液体流至咽部。

(2)辅助检查:颅骨 X 线及 CT 检查结果,确定骨折的部位和性质。

3.心理-社会状况

了解患者可因头部外伤而出现的焦虑、害怕、恐惧等心理反应,以及对骨折能否恢复正常的担心程度。同时也应了解家属对疾病的认识及心理反应。

(八)常见护理诊断/问题

1.疼痛

疼痛与损伤有关。

2.有感染的危险

感染与脑脊液外漏有关。

3.感知的改变

感知的改变与脑神经损伤有关。

4.知识缺乏

缺乏预防脑脊液外漏逆行感染的相关知识。

5.潜在并发症

潜在并发症为颅内出血、颅内压增高、颅内低压综合征。

(九)护理目标

(1)患者疼痛与不适程度减轻。

(2)患者生命体征平稳,无颅内感染发生。

(3)颅神经损伤症状减轻。

(4)患者能够叙述预防脑脊液外漏逆行感染的注意事项。

(5)患者病情变化能够被及时发现和处理。

(十)护理措施

1.脑脊液外漏的护理

(1)保持外耳道、鼻腔和口腔清洁,清洁时注意棉球不可过湿,以免液体逆流入颅。

(2)在鼻前庭或外耳道口松松地放置干棉球,随湿随换,同时记录 24 小时浸湿的棉球数,以估计脑脊液外漏量。

(3)避免用力咳嗽、打喷嚏、擤鼻涕及用力排便,以免颅内压骤然升降导致脑脊液逆流。

(4)脑脊液鼻漏者不可经鼻腔吸痰或放置胃管,禁止耳、鼻滴药、冲洗和堵塞,禁忌做腰穿。

(5)取头高位及患侧卧位休息,将头抬高 15°至漏液停止后 3～5 天,借重力作用使脑组织移至颅底硬脑膜裂缝处,促使局部粘连而封闭漏口。

(6)密切观察有无颅内感染迹象,根据医嘱预防性应用抗生素及破伤风抗毒素。

2.病情观察

观察有无颅内继发性损伤,如脑组织、脑膜、血管损伤引起的癫痫、颅内出血、继发性脑水肿、颅内压增高等。脑脊液外漏可推迟颅内压增高症状的出现,应严密观察意识、生命体征、瞳孔及肢体活动等情况,及时发现颅内压增高及脑疝的早期迹象。注意颅内低压综合征,若脑脊液外漏多,可使颅内压过低而导致颅内血管扩张,出现剧烈头痛、眩晕、呕吐、厌食、反应迟钝、脉搏细弱、血压偏低等。

(十一)护理评价

(1)患者疼痛是否缓解。

(2)患者有无颅内感染发生,脑脊液外漏是否如期愈合,护理措施是否得当。

(3)脑神经损伤症状是否减轻。

(4)患者能否叙述预防脑脊液外漏逆行感染的注意事项,遵医行为如何。

(5)患者病情变化是否被及时发现,并发症是否得到及时控制与预防和处理。

(十二)健康指导

对于颅底骨折合并脑脊液外漏者,主要是预防颅内感染,要劝告患者勿挖外耳道、抠鼻孔和擤鼻;注意预防感冒,以免咳嗽、打喷嚏;同时合理饮食,防止便秘,避免屏气、用力排便。

三、脑损伤

脑的被膜自外向内依次为硬脑膜、蛛网膜和软脑膜。硬脑膜坚韧且有光泽,由两层合成,外层兼具颅骨内膜的作用,内层较坚厚,两层之间有丰富的血管和神经。蛛网膜薄而透明,缺乏血管和神经,与硬脑膜之间有硬膜下腔与软脑膜之间有蛛网膜下腔,充满脑脊液。脑脊液为无色透明液体,内含各种浓度不等的无机盐、葡萄糖、微量蛋白和淋巴细胞,对中枢神经系统起缓冲、保护、运输代谢产物及调节颅内压等作用。软脑膜薄且富有血管,覆盖于脑的表面并深入沟裂内。

脑损伤是指由于暴力作用使脑膜、脑组织、脑血管,以及脑神经的损伤。根据伤后脑组织与外界是否相通,将脑损伤分为开放性和闭合性两类,前者多由锐器或火器直接造成,有头皮裂伤、颅骨骨折和硬脑膜破裂,常伴有脑脊液外漏;后者由头部接触较钝物体或间接暴力造成,脑膜完整,无脑脊液外漏。根据脑损伤机制及病理改变分为原发性脑损伤和继发性脑损伤,前者指暴力作用于头部时立即发生的脑损伤,且不再继续加重,主要有脑震荡、脑挫裂伤及原发性脑干损伤等;后者指受伤一定时间后出现的脑受损病变,主要有脑水肿和颅内血肿,颅内血肿往往需要开颅手术。

(一)病因与发病机制

颅脑损伤的程度和类型多种多样。引起脑损伤的外力除可直接导致颅骨变形外,也可使头颅产生加速或减速运动,致使脑组织受到压迫、牵张、滑动或负压吸附等多种应力。由于暴力作用部位不同,脑在颅腔内产生的超常运动也各异,其运动方式可以是直线性也可以是旋转性。如人体坠落时,运动的头颅撞击于地面,受伤瞬间头部产生减速运动,脑组织会因惯性力作用撞击于受力侧的颅腔内壁,造成减速性损伤(图4-2)。大而钝的物体向静止的头部撞击时,引起头部的加速运动而产生惯性力。当暴力过大并伴有旋转力时,可使脑组织在颅腔内产生旋转运动,不仅使脑组织表面在颅腔内摩擦、撞击引起损伤,而且在脑组织内不同结构间产生剪应力,引起更为严重的损伤。惯性力引起的脑损伤分散且广泛,常有早期昏迷的表现。由于颅前窝和颅中窝的凹凸不平,各种不同部位和方式的头部损伤,均易在额极、颞极及其底面发生惯性力的脑损伤。

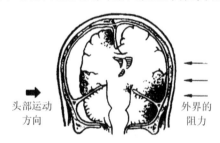

头部运动
方向

外界的
阻力

图4-2 头部作减速运动时的脑损伤机制

(二)临床表现

1.脑震荡

脑震荡是最常见的轻度原发性脑损伤,为受伤后立即出现短暂的意识障碍,可为神志不清或完全昏迷,持续数秒或数分钟,一般不超过30分钟,较重者出现皮肤苍白、出汗、血压下降、心动徐缓、呼吸微弱、肌张力减低、各种生理反射迟钝或消失。清醒后大多不能回忆受伤当时乃至伤前一段时间内的情况,临床称为逆行性遗忘。可能会伴有头痛、头昏、恶心、呕吐等症状,短期内可自行好转。神经系统检查无阳性体征,显微镜下可见神经组织结构紊乱。

2.脑挫裂伤

脑挫裂伤是常见的原发性脑损伤,包括脑挫伤及脑裂伤,前者指脑组织遭受破坏较轻,软脑膜尚完整;后者指软脑膜、血管和脑组织同时有破裂,伴有外伤性蛛网膜下腔出血。两者常同时存在,临床上又不易区别,合称为脑挫裂伤。脑挫裂伤可单发,也可多发,好发于额极、颞极及其基底。临床表现如下。

(1)意识障碍:是脑挫裂伤最突出的临床表现。伤后立即出现,其程度和持续时间与脑挫裂伤程度、范围直接相关。多数患者在半小时以上,严重者可长期持续昏迷。

(2)局灶症状和体征:受伤当时立即出现与伤灶区功能相应的神经功能障碍或体征,如运动区损伤出现锥体束征、肢体抽搐、偏瘫等;若仅伤及"哑区",可无神经系统缺损的表现。

(3)头痛、恶心、呕吐:与颅内压增高、自主神经功能紊乱或外伤性蛛网膜下腔出血有关。后者还可出现脑膜刺激征,腰穿脑脊液检查有红细胞。

(4)颅内压增高与脑疝:因继发颅内血肿或脑水肿所致,使早期的意识障碍或偏瘫程度加重,或意识障碍好转后又加重,同时有血压升高、心率减慢、瞳孔不等大以及锥体束征等表现。

3.原发性脑干损伤

原发性脑干损伤其症状与体征在受伤当时即已出现。单独的原发性脑干损伤较少,常与弥漫性损伤共存。患者常因脑干网状结构受损、上行激活系统功能障碍而持久昏迷,昏迷程度较深。伤后早期常出现严重生命体征变化,表现为呼吸节律紊乱,心率及血压波动明显。双侧瞳孔时大时小,对光反射无常,眼球位置歪斜或同向凝视。出现病理反射、肌张力增高、去皮质强直等。

4.弥散性轴索损伤

弥散性轴索损伤属于惯性力所致的弥散性脑损伤,由于脑的扭曲变形,脑内产生剪切或牵拉作用,造成脑白质广泛性轴索损伤。病变可分布于大脑半球、胼胝体、小脑或脑干。显微镜下所见为轴突断裂结构改变。可与脑挫裂伤合并存在或继发脑水肿,使病情加重。主要表现为受伤当时立即出现的较长时间昏迷。是由广泛的轴索损害,皮质与皮质下中枢失去联系所致。若累及脑干,患者出现一侧或双侧瞳孔散大,对光反应消失,或同向凝视等。神志好转后,可因继发脑水肿而再次昏迷。

5.颅内血肿

颅内血肿是颅脑损伤中最多见、最危险、却又是可逆的继发性病变。其严重性在于引起颅内压增高导致脑疝危及生命,早期发现和及时处理可改善预后。根据血肿的来源和部位可分为硬脑膜外血肿、硬脑膜下血肿和脑内血肿。根据血肿引起颅内压增高及早期脑疝症状所需时间分为 3 型。①急性型:72 小时内出现症状。②亚急性型:3 天至 3 周出现症状。③慢性型:3 周以上才出现症状。

(1)硬脑膜外血肿:是指出血积聚于颅骨与硬脑膜之间。与颅骨损伤有密切关系,症状取决于血肿的部位及扩展的速度。①意识障碍:可以是原发性脑损伤直接导致,也可由血肿本身导致颅内压增高、脑疝引起,前者较轻,最初的昏迷时间很短,与脑疝引起昏迷之间有一段意识清醒时间。后者常发生于伤后数小时至 2 天。经过中间清醒期,再度出现意识障碍,并渐次加重。如果原发性脑损伤较严重或血肿形成较迅速,也可不出现中间清醒期。少数患者可无原发性昏迷,而在血肿形成后出现昏迷。②颅内压增高及脑疝表现:出现头痛、恶心、呕吐剧烈、烦躁不安、淡漠、嗜睡、定向不准等症状。一般成人幕上血肿>20 mL,幕下血肿>10 mL,即可引起颅内压增高症状。幕上血肿者大多先经历小脑幕切迹疝,然后合并枕骨大孔疝,故严重的呼吸循环障碍常发生在意识障碍和瞳孔改变之后。幕下血肿者可直接发生枕骨大孔疝,瞳孔改变、呼吸骤停几乎同时发生。

(2)硬脑膜下血肿:硬脑膜下血肿是指出血积聚在硬脑膜下腔,是最常见的颅内血肿。急性硬脑膜下血肿症状类似硬脑膜外血肿,脑实质损伤较重,原发性昏迷时间长,中间清醒期不明显,颅内压增高与脑疝的其他征象多在伤后 1~3 天内进行性加重。由于病情发展急重,一经确诊应尽早手术治疗。慢性硬脑膜下血肿好发于老年人,大多有轻微头部外伤史,有的患者伴有脑萎缩、血管性或出血性疾病。由于致伤外力小,出血缓慢,患者可有慢性颅内压增高表现,如头痛、恶心、呕吐和视盘水肿等;血肿压迫症状,如偏瘫、失语和局限性癫痫等;有时可有智力下降、记忆力减退和精神失常。

(3)脑内血肿:有两种类型。①浅部血肿,出血均来自脑挫裂伤灶,少数与颅骨凹陷性骨折部位相应,好发于额叶和颞叶,常与硬脑膜下和硬膜外血肿并存。②深部血肿,多见于老年人,血肿位于白质深部,脑表面可无明显挫伤。临床表现以进行性意识障碍为主,若血肿累及重要脑功能区,可出现偏瘫、失语、癫痫等局灶症状。

（三）辅助检查

一般采用 CT、MRI 检查。脑震荡无阳性发现，可显示脑挫裂伤的部位、范围、脑水肿的程度及有无脑室受压及中线结构移位等；弥散性轴索损伤 CT 扫描可见大脑皮质与髓质交界处、胼胝体、脑干、内囊区域或第三脑室周围有多个点状或小片状出血灶；MRI 能提高小出血灶的检出率；硬脑膜外血肿 CT 检查表现为颅骨内板与脑表面之间有双凸镜形或弓形密度增高影，常伴颅骨骨折和颅内积气；硬脑膜下血肿 CT 检查示颅骨内板下低密度的新月形、半月形或双凸镜形影；脑内血肿 CT 检查在脑挫裂伤灶附近或脑深部白质内见到圆形或不规则高密度血肿影，周围有低密度水肿区。

（四）诊断要点

患者外伤史、意识改变、瞳孔的变化、锥体束征，以及 CT、MRI 检查可明确诊断。

1.非手术治疗

（1）脑震荡：通常无须特殊治疗。一般卧床休息 1～2 周，可完全恢复。适当给予镇痛、镇静等对症处理，禁用吗啡及哌替啶。

（2）脑挫裂伤：以非手术治疗为主。①一般处理：静卧、休息，床头抬高，宜取侧卧位；保持呼吸道通畅；维持水、电解质、酸碱平衡；应用抗生素预防感染；对症处理；严密观察病情变化。②防治脑水肿：是治疗脑挫裂伤的关键。可采用脱水、激素或过度换气等治疗对抗脑水肿、降低颅内压；吸氧、限制液体入量；冬眠低温疗法降低脑代谢率等。③促进脑功能恢复：应用营养神经药物，如 ATP、辅酶 A、细胞色素 C 等，以供应能量，改善细胞代谢，促进脑细胞功能恢复。

2.手术治疗

（1）重度脑挫裂伤：经非手术治疗无效，颅内压增高明显甚至出现脑疝迹象时，应做脑减压术或局部病灶清除术。

（2）硬脑膜外血肿：一经确诊，立即手术，清除血肿。

（3）硬脑膜下血肿：多采用颅骨钻孔冲洗引流术，术后引流 48～72 小时。

（4）脑内血肿：一般经手术清除血肿。

（5）常见手术方式：开颅血肿清除术、去骨瓣减压术、钻孔探查术、脑室引流术、钻孔引流术。

（五）护理评估

1.健康史

详细了解受伤过程，如暴力大小、方向、性质、速度、患者当时有无意识障碍，其程度及持续时间,有无中间清醒期、逆行性遗忘,受伤当时有无口鼻、外耳道出血或脑脊液外漏发生,是否出现头痛、恶心、呕吐等情况;初步判断是颅伤、脑伤或是复合损伤;同时应了解现场急救情况;了解患者既往健康状况。

2.目前身体状况

评估患者的症状和体征,了解有无神经系统病征及颅内压增高征象;根据观察患者意识、瞳孔、生命体征及神经系统体征的动态变化,区分脑损伤是原发的还是继发的;结合 X 线、CT 以及 MRI 检查结果判断损伤的严重程度。

3.心理-社会状况

了解患者及家属对颅脑损伤及其术后功能恢复的心理反应,常见心理反应有焦虑、恐惧等;了解家属对患者的支持能力和程度。

(六)常见护理诊断/问题

1.清理呼吸道无效

清理呼吸道无效与脑损伤后意识障碍有关。

2.疼痛

疼痛与颅内压增高和手术切口有关。

3.营养失调/低于机体需要量

其与脑损伤后高代谢、呕吐、高热、不能进食等有关。

4.体温过高

体温过高与脑干损伤有关。

5.潜在并发症

潜在并发症为颅内压增高、脑疝及癫痫发作。

(七)护理目标

(1)患者意识逐渐恢复,生命体征平稳,呼吸道通畅。

(2)患者的疼痛减轻,舒适感增加。

(3)患者营养状态能够维持或接近正常水平。

(4)患者体温维持正常。

(5)患者颅内压增高、脑疝的早期迹象及癫痫发作能够得到及时预防、发现和处理。

(八)护理措施

1.现场急救

及时而有效的现场急救,在缓解致命性危险因素的同时(如窒息、大出血、休克等)为进一步治疗创造了有利条件,如预防或减少感染机会,提供确切的受伤经过。

(1)维持呼吸道通畅:颅脑损伤患者常有不同程度的意识障碍,失去正常的咳嗽反射和吞咽功能,呼吸道分泌物不能有效排除,舌根后坠可引起严重呼吸道梗阻。应及时清除口咽部分泌物、呕吐物,将患者侧卧或放置口咽通气道,必要时行气管切开,保持呼吸道畅通。

(2)伤口处理:单纯头皮出血,清创后加压包扎止血;开放性颅脑损伤应剪短伤口周围头发,伤口局部不冲洗、不用药;外露的脑组织周围可用消毒纱布卷保护,外加干纱布适当包扎,避免局部受压。若伤情许可宜将头部抬高以减少出血。尽早进行全身抗感染治疗及破伤风预防注射。

(3)防治休克:有休克征象者,应查明有无颅外部位损伤,如多发性骨折、内脏破裂等。患者平卧,注意保暖,及时补充血容量。

(4)做好护理记录:准确记录受伤经过、初期检查发现、急救处理经过及生命体征、意识、瞳孔、肢体活动等病情,为进一步处理提供依据。

2.病情观察

动态的病情观察是鉴别原发性与继发性脑损伤的重要手段。观察内容包括意识、瞳孔、生命体征、神经系统体征等。

(1)意识状态:意识障碍是脑损伤患者最常见的变化之一。通过意识障碍的程度可判断颅脑损伤的轻重;意识障碍出现的迟早和有无继续加重,可作为区别原发性和继发性脑损伤的重要依据。

传统意识分法分为清醒、模糊、浅昏迷、昏迷和深昏迷5级。①意识清醒:正确回答问题,判断力和定向力正确。②意识模糊:为最轻或最早出现的意识障碍,因而也是最需要关注的,能简单回答问题,但不确切,判断力和定向力差,呈嗜睡状。③浅昏迷:意识丧失,对疼痛刺激有反应,角膜、吞咽反射和病理反射尚存在,重的意识模糊与浅昏迷的区别仅在于前者尚能保持呼之能应或呼之能睁眼这种最低限度的合作。④昏迷:指痛觉反应已经迟钝、随意运动已完全丧失的意识障碍阶段,可有鼾声、尿潴留等表现,瞳孔对光反应与角膜反射尚存在。⑤深昏迷:对痛刺激无反应,各种反射消失,呈去皮质强直状态。

Glasgow昏迷评分法:评定睁眼、语言及运动反应,以三者积分表示意识障碍程度,最高15分,表示意识清醒,8分以下为昏迷,最低3分(表4-1)。

表 4-1　Glasgow 昏迷评分法

睁眼反应		语言反应		运动反应	
能自行睁眼	4	回答正确	5	遵嘱活动	6
呼之能睁眼	3	回答错误	4	刺痛定位	5
刺痛能睁眼	2	语无伦次	3	躲避刺痛	4
不能睁眼	1	只能发声	2	刺痛肢屈	3
		不能发声	1	刺痛肢伸	2
				无反应	1

(2)生命体征:生命体征紊乱是脑干受损征象。为避免患者躁动影响准确性,应先测呼吸,再测脉搏,最后测血压。颅脑损伤患者以呼吸变化最为敏感和多变,注意节律、深浅。若伤后血压上升,脉搏缓慢有力,呼吸深慢,提示颅内压升高,应警惕颅内血肿或脑疝发生;伤后,与意识障碍和瞳孔变化同时出现心率减慢和血压升高,为小脑幕切迹疝;枕骨大孔疝患者可未经明显的意识障碍和瞳孔变化阶段而突然发生呼吸停止。伤后早期,由于组织创伤反应,可出现中等程度发热;若累及间脑或脑干可导致体温调节紊乱,出现体温不升或中枢性高热。

(3)瞳孔变化:可因动眼神经、视神经,以及脑干部位的损伤引起。正常瞳孔等大、圆形,在自然光线下直径 3～4 mm,直接、间接对光反应灵敏。伤后一侧瞳孔进行性散大,对侧肢体瘫痪伴意识障碍加重,提示脑受压或脑疝;伤侧瞳孔先短暂缩小继之散大,伴对侧肢体运动障碍,提示伤侧颅内血肿;双侧瞳孔散大、对光反应消失、眼球固定伴深昏迷或去皮质强直,多为原发性脑干损伤或临终表现。观察瞳孔时应排除某些药物、剧痛、惊骇等对瞳孔变化的影响。

(4)其他:观察有无脑脊液外漏、呕吐,有无剧烈头痛或烦躁不安等颅内压增高的表现或脑疝先兆。注意 CT 和 MRI 扫描结果及颅内压监测情况。

3.一般护理

(1)体位:抬高床头 15°～30°,以利脑静脉回流,减轻脑水肿。深昏迷患者取侧卧位或侧俯卧位,以利于口腔内分泌物排出。保持头与脊柱在同一直线上,头部过伸或过屈均会影响呼吸道通畅以及颈静脉回流,不利于降低颅内压。氧气吸入,做好气管插管、气管切开准备。

(2)营养与补液:及时、有效补充能量和蛋白质以减轻机体损耗。不能进食者在伤后 48 小时后可行全胃肠外营养。评估患者营养状况,如体重、氮平衡、血浆蛋白、血糖、血电解质等,以便及时调整营养素供给量和配方。

(3)卧床患者基础护理:加强皮肤护理、口腔护理、排尿排便等生活护理,尤其是意识不清昏迷患者预防各种并发症的发生。

(4)根据病情做好康复护理:重型颅脑损伤患者生命体征平稳后要及早进行功能锻炼,可减少日后的并发症和后遗症,主要通过姿势治疗、按摩、被动运动、主动运动等。

4.高热患者的护理

高热可造成脑组织相对缺氧,加重脑损害,故须采取积极降温措施。常用物理降温法有冰帽,或头、颈、腋、腹股沟等处放置冰袋或冰水毛巾等。如体温过高物理降温无效或引起寒战时,需采用冬眠疗法。常用氯丙嗪、异丙嗪各 25 mg 或 50 mg 肌内注射或静脉滴注,用药 20 分钟后开始物理降温。降温速度以每小时下降 1 ℃为宜,降至肛温为 32～34 ℃较为理想。可每 4～6 小时重复用药,一般维持 3～5 天。低温期间应密切观察生命体征并记录,若收缩压低于13.3 kPa(100 mmHg),呼吸次数减少或不规则时,应及时通知医师停止冬眠疗法或更换冬眠药物。观察局部皮肤、肢体末端和耳郭处血液循环情况,以免冻伤,并防止肺炎、压疮的发生。停用冬眠疗法时,应先停物理降温,再逐渐停冬眠药物。

5.颅内压增高的护理

见本章第一节内容。

6.脑室引流管的护理

对有脑室引流管患者护理时应注意:①应严格无菌操作。②引流袋最高处距侧脑室的距离为10～15 cm。③注意引流速度,禁忌流速过快,避免颅内压骤降造成危险。④控制脑脊液引流量,每天不超过500 mL为宜。⑤注意观察脑脊液性状,若有大量鲜血提示脑室内出血,若为混浊则提示有感染。

(九)护理评价

(1)患者意识状态是否逐渐恢复,患者呼吸是否平稳,有无误吸发生。

(2)患者疼痛是否减轻。

(3)患者的营养状态如何,营养素供给是否得到保证。

(4)患者体温是否恢复正常。

(5)患者是否出现颅内压增高、脑疝以及癫痫发作等并发症,若出现是否得到及时发现和处理。

(十)健康指导

(1)康复训练:根据脑损伤遗留的语言、运动或智力障碍程度,制订康复训练计划,以改善患者生活自理能力及社会适应能力。

(2)外伤性癫痫患者应定期服用抗癫痫药物,不能单独外出,以防发生意外。

(3)骨瓣去除患者应做好自我保护,防止因重物或尖锐物品碰撞患处而发生意外,尽可能取健侧卧位以防止膨出的脑组织受到压迫。3～6个月后视情况可行颅骨修补术。

第三节 脑 出 血

脑出血是指原发于脑实质内的出血,主要发生于高血压和动脉硬化的患者。脑出血多发生于55岁以上的老年人,多数患者有高血压史。常在情绪激动或活动用力时突然发病,出现头痛、呕吐、偏瘫及不同程度昏迷等。

一、护理措施

(一)术前护理

(1)密切监测病情变化,包括意识、瞳孔、生命体征变化及肢体活动情况,定时监测呼吸、体温、脉搏、血压等,发现异常(瞳孔不等大、呼吸不规则、血压高、脉搏缓慢),及时报告医师立即抢救。

(2)绝对卧床休息,取头高位,15°～30°,头置冰袋可控制脑水肿,降低颅内压,利于静脉回流。吸氧可改善脑缺氧,减轻脑水肿。翻身时动作要轻,尽量减少搬动,加床挡以防坠床。

(3)神志清楚的患者谢绝探视,以免情绪激动。

(4)脑出血昏迷的患者24～48小时内禁食,以防止呕吐物反流至气管造成窒息或吸入性肺炎,以后按医嘱进行鼻饲。

(5)加强排泄护理:若患者有尿潴留或不能自行排尿,应进行导尿,并留置尿管,定时更换尿袋,注意无菌操作,每天会阴冲洗1～2次,便秘时定期给予通便药或食用一些粗纤维的食物,嘱患者排便时勿用力过猛,以防再出血。

(6)遵医嘱静脉快速输注脱水药物,降低颅内压,适当使用降压药,使血压保持在正常水平,防止高血压引起再出血。

(7)预防并发症。①加强皮肤护理,每天小擦澡1～2次,定时翻身,每2小时翻身1次,床铺干净平整,对骨隆突处的皮肤要经常检查和按摩,防止发生压力性损伤。②加强呼吸道管理,保持口腔清洁,口腔护理每天 1～2 次;患者有咳痰困难,要勤吸痰,保持呼吸道通畅;若患者呕吐,应使其头偏向一侧,以防发生误吸。③急性期应保持偏瘫肢体的生理功能位。恢复期应鼓励患者早期进行被动活动和按摩,每天2～3次,防止瘫痪肢体的挛缩畸形和关节的强直疼痛,以促进神经功能的恢复,对失语的患者应进行语言方面的锻炼。

(二)术后护理

1.卧位

患者清醒后抬高床头 15°～30°,以利于静脉回流,减轻脑水肿,降低颅内压。

2.病情观察

严密监测生命体征,特别是意识及瞳孔的变化。术后 24 小时内易再次脑出血,如患者意识障碍继续加重、同时脉搏缓慢、血压升高,要考虑再次脑出血可能,应及时通知医师。

3.应用脱水剂的注意事项

临床常用的脱水剂一般是 20% 甘露醇,滴注时注意速度,一般 20% 甘露醇 250 mL 应在20～30 分钟内输完,防止药液渗漏于血管外,以免造成皮下组织坏死;不可与其他药液混用;血压过低时禁止使用。

4.血肿腔引流的护理

注意引流液量的变化,若引流量突然增多,应考虑再次脑出血。

5.保持出入量平衡

术后注意补液速度不宜过快,根据出量补充入量,以免入量过多,加重脑水肿。

6.功能锻炼

术后患者常出现偏瘫和失语,加强患者的肢体功能锻炼和语言训练。协助患者进行肢体的被动活动,进行肌肉按摩,防止肌肉萎缩。

(三)健康指导

1.清醒患者

(1)应避免情绪激动,去除不安、恐惧、愤怒、忧虑等不利因素,保持心情舒畅。

(2)饮食清淡,多吃含水分、含纤维素多的食物;多食蔬菜、水果。忌烟、酒及辛辣、刺激性强的食物。

(3)定期测量血压,复查病情,及时治疗可能并存的动脉粥样硬化、高脂血症、冠心病等。

(4)康复活动。应规律生活,避免劳累、熬夜、暴饮暴食等不利因素,保持心情舒畅,注意劳逸结合。坚持适当锻炼。康复训练过程艰苦而漫长(一般为1~3年,长者需终身训练),需要信心、耐心、恒心,在康复医师指导下,循序渐进、持之以恒。

2.昏迷患者

(1)昏迷患者注意保持皮肤清洁、干燥,每天床上擦浴,定时翻身,防止压力性损伤形成。

(2)每天坚持被动活动,保持肢体功能位置。

(3)防止气管切开患者出现呼吸道感染。

(4)不能经口进食者,应注意营养液的温度、保质期以及每天的出入量是否平衡。

(5)保持大小便通畅。

(6)定期高压氧治疗。

二、主要护理问题

(1)疼痛:与颅内血肿压迫有关。

(2)生活自理能力缺陷:与长期卧床有关。

(3)脑组织灌注异常:与术后脑水肿有关。

(4)有皮肤完整性受损的危险:与昏迷、术后长期卧床有关。

(5)躯体移动障碍:与出血所致脑损伤有关。

(6)清理呼吸道无效:与长期卧床所致的机体抵抗力下降有关。

(7)有受伤的危险:与术后癫痫发作有关。

第四节 脑 膜 瘤

一、疾病概述

脑膜瘤占颅内肿瘤的19.2%,男:女为1:2。一般为单发,多发脑膜瘤偶尔可见,好发部位依次为矢状窦旁、大脑镰、大脑凸面,其次为蝶骨嵴、鞍结节、嗅沟、脑桥小脑三角与小脑幕等部位,生长在脑室内者很少,也可见于硬膜外。其他部位偶见。依肿瘤组织学特征,将脑膜瘤分为 5 种类型,即内皮细胞型、成纤维细胞型、血管瘤型、化生型和恶性型。

(一)临床表现

1.慢性颅压增高症状

因肿瘤生长较慢,当肿瘤达到一定体积时才引起头痛、呕吐及视力减退等,少数呈急性发病。

2.局灶性体征

因肿瘤呈膨胀性生长,患者往往以头疼和癫痫为首发症状。根据肿瘤位置不同,还可以出现视力、视野、嗅觉或听觉障碍及肢体运动障碍等。老年患者尤以癫痫发作为首发症状多见,颅压增高症状多不明显。

(二)辅助检查

1.头颅 CT 扫描

典型的脑膜瘤,显示脑实质外圆形或类圆形高密度,或等密度肿块,边界清楚,含类脂细胞者呈低密度,周围水肿带较轻或中度,且有明显对比增强效应。瘤内可见钙化、出血或囊变,瘤基多较宽,并多与大脑镰、小脑幕或颅骨内板相连,其基底较宽,密度均匀一致,边缘清晰,瘤内可见钙化。增强后可见肿瘤明显增强,可见脑膜尾征。

2.MRI 扫描

同时进行 CT 和 MRI 的对比分析,方可得到较正确的定性诊断。

3.脑血管造影

脑血管造影可显示瘤周呈抱球状供应血管和肿瘤染色。同时造影技术也为术前栓塞供应动脉,减少术中出血提供了帮助。

(三)鉴别诊断

需同脑膜瘤鉴别的肿瘤因部位而异,幕上脑膜瘤应与胶质瘤、转移瘤鉴别,鞍区脑膜瘤应与垂体瘤鉴别,桥小脑角脑膜瘤应与听神经瘤鉴别。

(四)治疗

1.手术治疗

手术切除脑膜瘤是最有效的治疗手段,应力争全切除,对受肿瘤侵犯的脑膜和颅骨,亦应切除之,以求达到根治。

(1)手术原则:控制出血,保护脑功能,争取全切除。对无法全切除的患者,则可行肿瘤次全切除或分次手术,以免造成严重残疾或死亡。

(2)术前准备:①肿瘤血运极丰富者可术前行肿瘤供应血管栓塞以减少术中出血;②充分备血,手术开始时做好快速输血准备;③鞍区肿瘤和颅压增高明显者,术前数天酌用肾上腺皮质激素和脱水治疗;④有癫痫发作史者,需术前应用抗癫痫药物、预防癫痫发作。

(3)术后并发症。①术后再出血:术后密切观察神志瞳孔变化,定期复查头部 CT 早期处理。②术后脑水肿加重:对于影响静脉窦和粗大引流静脉的肿瘤切除后应用脱水药物和激素预防脑水肿加重。③术后肿瘤残余和复发:需定期复查并辅以立体定向放射外科治疗等防止肿瘤复发。

2.立体定向放射外科治疗

因其生长位置,有 17%～50%的脑膜瘤做不到全切,另外还有少数恶性脑膜瘤也无法全切。肿瘤位于脑深部重要结构难以全切除者,如斜坡、海绵窦区、视丘下部或小脑幕裂孔区脑膜瘤,应同时行减压性手术,以缓冲颅压力,剩余的瘤体可采用 γ 刀或 X 刀治疗,亦可达到很好效果。

3.放疗或化疗

恶性脑膜瘤在手术切除后,需辅以化疗或放疗,防止肿瘤复发。

4.其他治疗

其他治疗包括激素治疗、分子生物学治疗、中医治疗等。

二、护理

(一)入院护理

(1)入院常规护理;常规安全防护教育;常规健康指导。

(2)指导患者合理饮食,保持大便通畅。

(3)指导患者肢体功能锻炼;指导患者语言功能锻炼。

(4)结合患者的个体情况,每 1～2 小时协助患者翻身,保护受压部位皮肤;如局部皮肤有压红,可缩短翻身的间隔时间,受压部位应予软枕垫高减压。

(二)术前护理

(1)每 1～2 小时巡视患者,观察患者的生命体征、意识、瞳孔、肢体活动,如有异常及时通知医师。

(2)了解患者的心理状态,向患者讲解疾病的相关知识,介绍同种疾病手术成功的例子,增强患者治疗信心,减轻焦虑、恐惧心理。

(3)根据医嘱正确采集标本,进行相关检查。

(4)术前落实相关化验、检查报告的情况,如有异常立即通知医师。

(5)根据医嘱进行治疗、处置,注意观察用药后反应。

(6)注意并发症的观察和处理。

(7)指导患者练习深呼吸及有效咳嗽;指导患者练习床上大小便。

(8)指导患者修剪指(趾)甲、剃胡须,女性患者勿化妆及涂染指(趾)甲。

(9)指导患者戒烟、戒酒。

(10)根据医嘱正确备血(复查血型),行药物过敏试验。

(11)指导患者术前 12 小时禁食,8 小时禁饮水,防止术中呕吐导致窒息;术前晚进半流质饮食,如米粥、面条等。

(12)指导患者保证良好的睡眠,必要时遵医嘱使用镇静催眠药。

(三)手术当日护理

1.送手术前

(1)术晨为患者测量体温、脉搏、呼吸、血压;如有发热、血压过高、女性月经来潮等情况均应及时报告医师,以确定是否延期手术。

(2)协助患者取下义齿、项链、耳钉、手链、发夹等物品,并交给家属妥善保管。

(3)皮肤准备(剃除全部头发及颈部毛发、保留眉毛)后,更换清洁的病员服。

(4)遵医嘱术前用药,携带术中用物,平车护送患者入手术室。

2.术后回病房

(1)每 15～30 分钟巡视患者,注意观察患者的生命体征、意识、瞳孔、肢体活动等,如异常及时通知医师。

(2)注意观察切口敷料有无渗血。

(3)密切观察引流液的颜色、性状、量等情况并记录,妥善固定引流管,引流袋置于头旁枕上或枕边,高度与头部创腔保持一致,保持引流管引流通畅,活动时注意引流管不要扭曲、受压,防止脱管。

(4)观察留置导尿患者尿液的颜色、性状、量,会阴护理每天 2 次。

(5)术后 6 小时内给予去枕平卧位,6 小时后可床头抬高,麻醉清醒的患者可以协助床上活动,保证患者舒适。

(6)保持呼吸道通畅。

(7)若患者出现不能耐受的头痛,及时通知医师,遵医嘱给予止痛药物,并密切观察患者的生命体征、意识、瞳孔等变化。

(8)精神症状患者的护理:加强患者安全防护,上床档,需使用约束带的患者,应告知家属并取得同意,定时松解约束带,按摩受约束的部位,24 小时有家属陪护,预防自杀倾向,同时做好记录。

(9)术后 24 小时内禁食水,可行口腔护理,每天 2 次。清醒患者可口唇覆盖湿纱布,保持口腔湿润。

(10)结合患者的个体情况,每 1～2 小时协助患者翻身,保护受压部位皮肤;如局部皮肤有压红,可缩短翻身的间隔时间,受压部位应予软枕垫高减压。

(四)术后护理

1.术后第 1～3 天

(1)每 1～2 小时巡视患者,注意观察患者的生命体征、意识、瞳孔、肢体活动等,如发现有头痛、恶心、呕吐等颅内压增高症状及时通知医师。

(2)注意观察切口敷料有无渗血。

(3)密切观察引流液的颜色、性状、量等情况并记录,妥善固定引流管,并保持引流管引流通畅,不可随意放低引流袋,以保证创腔内有一定的液体压力。若引流袋放低,会导致创腔内液体引出过多,创腔内压力下降,脑组织迅速移位,撕破大脑上静脉,从而引发颅内血肿。医师根据每天引流液的量调节引流袋的高度。

(4)观察留置导尿患者尿液的颜色、性状、量,会阴护理每天 2 次。

(5)术后引流管放置 3～4 天,引流液由血性脑脊液转为澄清脑脊液时,即可拔管,避免长时间带管形成脑脊液漏。拔除引流管后,注意观察患者的生命体征、意识、瞳孔等变化,切口敷料有无渗血、渗液及皮下积液等,如有异常及时通知医师。

(6)加强呼吸道的管理,鼓励深呼吸及有效咳嗽、咳痰,如痰液黏稠不易咳出可遵医嘱予雾化吸入,必要时吸痰。

(7)术后 24 小时如无恶心、呕吐等麻醉后反应,可遵医嘱进食,由流质饮食逐步过渡到普通饮食,积极预防便秘的发生。

(8)指导患者床上活动,床头摇高,逐渐坐起,逐渐过渡到床边活动(做好跌倒风险评估),家属陪同。活动时以不疲劳为宜。

(9)指导患者进行肢体功能锻炼;进行语言功能锻炼。

(10)做好生活护理,如洗脸、刷牙、喂饭、大小便等,定时协助患者翻身,保护受压部位皮肤,预防压疮的发生。

2.术后第 4 天至出院日

(1)每 1～2 小时巡视患者,注意观察患者的生命体征、意识、瞳孔、肢体活动等,如发现有头痛、恶心、呕吐等颅内压增高症状及时通知医师;注意观察切口敷料有无渗血。

（2）指导患者注意休息，病室内活动，活动时以不疲劳为宜。对高龄、活动不便、体质虚弱等可能发生跌倒的患者及时做好跌倒或坠床风险评估。

(五)出院指导

1.饮食指导

指导患者进食高热量、高蛋白、富含纤维素、维生素丰富、低脂肪、低胆固醇食物，如蛋、牛奶、瘦肉、新鲜鱼、蔬菜、水果等。

2.用药指导

有癫痫病史者遵医嘱按时、定量口服抗癫痫药物。不可突然停药、改药及增减药量，以避免加重病情。

3.康复指导

对肢体活动障碍者，户外活动须有专人陪护，防止意外发生，鼓励患者对功能障碍的肢体需经常做主动和被动运动，防止肌肉萎缩。

第五节　颅内动脉瘤

颅内动脉瘤是颅内动脉壁的囊性膨出，是自发性蛛网膜下腔出血（subarachnoid hemorrhage，SAH）的首位病因。颅内动脉瘤破裂导致的蛛网膜下腔出血的发病率位于脑血管意外中的第 3 位，仅次于脑梗死和高血压脑出血，可以发生于任何年龄，但多在 40～60 岁，女性略多于男性。

一、病因与病理

(一)病因

颅内动脉瘤发病原因尚不十分清楚，动脉壁先天缺陷学说认为，颅内 Willis 环的动脉分叉处的动脉壁先天性平滑肌层缺乏；动脉壁后天退变性学说则认为，颅内动脉粥样硬化和高血压，造成动脉内弹力板破坏，渐渐形成囊性膨出，即动脉瘤。颅内动脉瘤发生在血管分叉处或 Willis 动脉环周围。颅内动脉瘤大致由瘤顶部、瘤体部及瘤颈部构成，其中瘤顶部最为薄弱，98%的动脉瘤出血部位为瘤顶部。

(二)病理

组织学检查发现动脉瘤壁仅存一层内膜,缺乏中层平滑肌组织,弹性纤维断裂或消失,巨大动脉瘤内常有血栓形成,甚至钙化。颅内动脉瘤为囊性,呈圆形或椭圆形,外观紫红色,瘤壁很薄,瘤内可见血流旋涡。

二、分类

(一)按动脉瘤位置

(1)颈内动脉系统动脉瘤,约占颅内动脉瘤 90%,包括颈内动脉-后交通动脉瘤、前交通动脉瘤、大脑中动脉动脉瘤。

(2)椎基底动脉系统动脉瘤,约占颅内动脉瘤 10%,包括椎动脉瘤、基底动脉瘤和大脑后动脉瘤等。

(二)按动脉瘤大小

分为微型(直径≤0.5 cm)、一般型(0.5 cm<直径≤1.5 cm)、大型(1.5 cm<直径≤2.5 cm)、巨大型(直径>2.5 cm)。一般型动脉瘤出血概率大。

三、临床表现

(一)动脉瘤破裂出血症状

未破裂动脉瘤,临床可无任何症状。动脉瘤一旦破裂出血,表现为蛛网膜下腔出血,患者突然剧烈头痛、频繁呕吐、大汗淋漓、体温升高、颈项强直、克氏征阳性,重症者可出现意识障碍,甚至昏迷。部分患者出血前有劳累、情绪激动等诱因,亦有少部分患者无明显诱因或在睡眠中发病。约 1/3 的患者在动脉瘤破裂后病情进展迅速,且未及时恰当诊治导致呼吸、循环衰竭而死亡。

多数动脉瘤破口周围会被凝血块封闭而暂时停止出血,病情逐渐稳定。随着动脉瘤破口周围血块溶解,动脉瘤可能再次破溃出血。再次出血多发生在第 1 次出血后 2 周内。血液破入蛛网膜下腔后,红细胞破坏分解可产生 5-羟色胺、儿茶酚胺等多种血管活性物质,这些物质作用于其周围的脑血管,导致血管痉挛发生,发生率为 21%～62%,多发生在出血后的 3～15 天。

(二)局灶症状

取决于颅内动脉瘤的部位、解剖结构、动脉瘤大小及破裂出血后形成较大血肿对周围脑组织的压迫。颈内动脉-后交通动脉瘤和大脑后动脉的动脉瘤常见动眼神经麻痹,表现为单侧眼睑下垂、瞳孔散大,内收、上视、下视不能,直接对光反应、间接对光反应消失。有时局灶症状出现在蛛网膜下腔出血之前,被视为动脉瘤出血的前兆症状,此时应警惕随之而来的蛛网膜下腔出血,如轻微偏头痛、眼眶痛,继之出现动眼神经麻痹等。大脑中动脉的动脉瘤出血如形成血肿,或其他部位动脉瘤出血后可发生脑血管痉挛,出现偏瘫、失语、视力视野障碍等症状。

(三)破裂动脉瘤患者的临床分级

为了便于判断病情、预后及有否手术适应证,国际常采用 Hunt 五级分类法。

(1) Ⅰ级:无症状,或有轻微头痛和颈强直。

(2) Ⅱ级:头痛较重,颈强直,除动眼神经等脑神经麻痹外,无其他神经症状。

(3) Ⅲ级:轻度意识障碍,躁动不安和轻度脑症状。

(4) Ⅳ级:半昏迷、偏瘫,早期去脑强直和自主神经障碍。

(5) Ⅴ级:深昏迷、去脑强直,濒危状态。

四、辅助检查

(一)CT 扫描

CT 可辅助判断出血部位、明确血肿大小、有无脑积水和脑血管痉挛后导致的脑梗死灶。前纵裂出血提示前交通动脉瘤;外侧裂出血提示大脑中动脉瘤,鞍上池出血提示颈内动脉-后交通动脉瘤,第四脑室出血提示后循环动脉瘤。

(二)数字减影血管造影(DSA)

DSA 是确诊动脉瘤最为可靠的方法。能显示动脉瘤的位置、数目、形态、大小、瘤周正常穿支血管走行及有无血管痉挛,为手术方案提供依据。首次造影阴性,可能因脑血管痉挛而动脉瘤未能显影,高度怀疑者,3 个月后应重复造影。

(三)MRI 扫描

MRI 优于 CT,动脉瘤可见流空效应。MRI 和 CT 脑血管造影(CTA)可提示不同部位动脉瘤,从不同角度了解动脉瘤与载瘤动脉关系。

(四)腰椎穿刺

怀疑蛛网膜下腔出血且 CT 扫描未见明显蛛网膜下腔出血时,可行腰椎穿刺检查,脑脊液多呈粉红色或血色。但腰椎穿刺可诱发动脉瘤破裂出血,不作为确诊蛛网膜下腔出血的首选检查法。

五、治疗要点

(一)治疗原则

颅内动脉瘤应进行手术治疗。采取保守治疗的患者约 70％会死于动脉瘤二次出血。现代显微手术使颅内动脉瘤的手术死亡率已降至 2％以下。

据 Hunt 5 级分类法,病情在 Ⅰ、Ⅱ 级的患者应尽早进行造影和手术治疗。Ⅲ级以下患者出血后 3～4 天内手术夹闭动脉瘤,可以防止动脉瘤再次出血,减少血管痉挛发生。椎-基底或巨大动脉瘤,病情Ⅲ级以上,提示出血严重或存在血管痉挛和脑积水,手术危险性大,应待病情好转后手术。

(二)手术治疗

1.动脉瘤蒂夹闭术

开颅夹闭动脉瘤蒂是最理想的首选方法,它既不阻断载瘤动脉,又完全彻底清除动脉瘤,保持载瘤及供血动脉继续通畅,维持脑组织正常血运。

2.动脉瘤孤立术

动脉瘤孤立术则是把载瘤动脉在瘤的远端及近端同时夹闭,使动脉瘤孤立于血液循环之外。但在未能证明脑的侧支供血良好时应慎用。

3.动脉瘤包裹术

采用不同的材料加固动脉瘤壁,虽可减少破裂的机会,但疗效不肯定,应尽量少用。

4.血管内介入治疗

利用股动脉、颈动脉、桡动脉穿刺,将纤细的微导管放置于动脉瘤腔内或瘤颈部位,再经过微导管将柔软的钛合金弹簧圈送入动脉瘤腔内并将其充满,使得动脉瘤腔内血流消失,从而消除再次破裂出血的风险。

六、护理措施

(一)术前护理

目的在于防止再出血和预防血管痉挛。

1.卧床休息

绝对卧床休息,适当抬高头部,保持患者安静,对患者及其家属进行健康教育,为患者创造一个安静、清新、舒适的休养环境。

2.减轻焦虑

评估患者焦虑的程度,给患者提供适当的环境,让患者能够表达自己的焦虑,并且加强患者对疾病知识,尤其是疾病治疗方法及预后的了解。保持患者情绪稳定,避免不良刺激,任何负性情绪都可能导致瘤体破裂,危及患者生命。

3.控制血压

降低血压是减少再出血的重要措施之一。通常降低基础血压的 $10\%\sim 20\%$,高血压患者则可降低动脉收缩压的 $30\%\sim50\%$。若出现头晕、意识障碍等缺血症状,应适当回升血压。

4.对症护理

严密观察患者血压、脉搏、体温、呼吸、瞳孔、意识状态及神经功能变化,预防再次破裂出血。遵医嘱正确应用降血压、降颅压、镇痛、镇静、抗纤维蛋白溶解剂及钙通道阻滞剂。

5.大小便管理

防止便秘,避免增加腹压而反射性增加颅内压导致的瘤体破裂。予营养丰富饮食,多食蔬菜和水果,避免辛辣食物,戒烟酒。遵医嘱应用缓泻剂。对不适应卧位小便者,予以指导进行排尿训练或留置导尿管。

6.预防和治疗脑血管痉挛

遵医嘱应用钙通道阻滞剂,改善微循环。

(二)术后护理

1.一般护理

全麻后取去枕平卧位,头偏向健侧,保持呼吸道通畅;患者清醒后,血压平稳者床头抬高 $15°\sim 30°$;持续低流量吸氧,床旁心电监护,密切观察意识、瞳孔、生命体征、四肢活动及血氧饱和度情况;特别注意血压变化,根据医嘱控制血压在适当范围,防止术后发生出血;若患者出现头晕、头痛、呕吐、失语、肌力下降等症状,应立即报告医师,尽快采取紧急处理措施。

2.平稳度过水肿期

由于手术创伤、牵拉致脑组织受刺激,术后 $2\sim 4$ 天可发生脑组织水肿,应准确记录液体出入量,控制入液量,正确应用脱水剂,维持水、电解质平衡。术后高热患者及时采取降温措施,如头部冰帽、间断乙醇擦浴、温水擦浴等,因高热易造成脑组织相对低氧、水肿,加重脑损害。

3.营养支持

营养治疗是临床治疗的重要组成部分,也是一种基本治疗手段。因此,必须及时有效地补充能量和蛋白质,以减轻机体损耗。评估患者营养状况,如体重、氮平衡、血浆蛋白、血糖、电解质等,以便及时调整营养素供给量和配方,做好饮食指导。便秘者应多食富含纤维素的食物和蔬菜,必要时服用缓泻剂。

4.用药护理

及时观察药物治疗效果及发现不良反应。常规用药应掌握用药的方法及注意事项如下。①止血药物:用药期间注意肢体活动情况,抬高患肢,不在下肢静脉滴注此类药物,防止深静脉血栓形成。②防治脑血管痉挛药物:尼莫地平能优先作用于脑部小血管,改善脑供血,但在治疗过程中可出现头晕、血压下降、头痛、胃肠不适、皮肤发红、多汗、心动过缓等症状,应注意密切观察,防止低血压的发生;应静脉微量泵注入,避光使用,以 3～5 mL/h 速度持续泵入,尼莫地平10 mg静脉滴注需要 10～12 小时,如为紧张造成血压升高,可适当增加流速,维持在术前平均血压水平;因尼莫地平制剂中含有一定浓度的乙醇,若患者出现心率增快、面色潮红、头疼、头晕及胸闷等不适症状,应适当减慢流速。

5.并发症的预防和护理

(1)脑血管痉挛:术后脑血管痉挛的发生率为 41%～47%,由此引起的延迟性脑缺血及脑水肿,是颅内动脉瘤术后死亡或致残的主要原因。护理的重点是术后动态观察患者的意识状况,观察有无新增神经功能障碍表现或原有神经症状的恶化等。脑血管痉挛的预防措施:①应用特异性解痉剂尼莫地平或法舒地尔;②提高脑血流的灌注压,提高血压和扩容;③改善血流变学,降低血液黏滞度;④调节控制吸氧浓度。

(2)再出血:术后搬运患者时,应注意保护头部,防止外力作用引起出血,头部引流管一般于术后 24～48 小时拔除,在此期间,应密切观察并记录引流液的颜色、性质、量及切口渗血情况。避免一切引起颅内压升高的因素,如用力咳嗽、排便、情绪激动等。注意观察患者有无突发的头痛、呕吐、意识障碍、脑膜刺激征等再出血征象。

(3)脑积水:遵医嘱准确应用脱水剂,并严密观察患者意识、瞳孔、生命体征,及时发现有无颅内压升高的症状。如果患者出现脑积水症状,如智力减退、记忆力减退、步态不稳及大小便失禁等,应及时通知医师,做好术前准备,配合医师尽早行脑室-腹腔分流手术治疗。

(4)颅内感染:保持伤口敷料清洁、干燥,无污染。观察患者体温、血象变化,有无脑膜刺激征。如果患者出现切口感染伴颅内感染,根据医嘱做皮下积液、脑脊液和血培养,根据培养结果选择有效抗生素,并按时、按量给药,保证血药浓度,同时观察疗效;高热患者给予物理降温;腰穿持续引流的患者,做好引流管的护理。

6.介入治疗术后护理

(1)预防出血:介入术后穿刺侧下肢应伸直并制动24小时,穿刺点用压迫止血器或消毒纱布卷及弹性绷带加压包扎固定24小时,密切观察穿刺部位局部有无渗血及血肿,观察术侧足背动脉搏动、足部皮肤色泽、肢体温度、痛觉及末梢循环等情况,并与对侧肢体比较,如有异常应及时报告医师处理。

(2)饮食护理:根据患者情况嘱患者多饮水,每天在1 500 mL以上,或遵医嘱给予利尿剂,促进造影剂的排出,术后6小时后嘱其进易消化饮食。

(3)过度灌注综合征:主要是由于颅内血管长期处于低血流灌注状态,一旦血管突然扩张,血流明显增多可发生脑过度灌注综合征。护理上需观察患者有无头疼、头胀、恶心呕吐、癫痫和意识障碍等症状;监测血压、心率、呼吸、血氧饱和度的变化并记录;遵医嘱有效控制血压。

(4)急性脑梗死:栓塞术后脑梗死是严重的并发症之一,轻者发生偏瘫,重者导致死亡。其主要原因多由于导管在血管内停留时间过长,损伤内皮组织,还与球囊微导管弹簧圈过早脱离等因素有关。因此术后应严密观察患者的语言、运动、感觉功能的变化,病情有变化,及时通知医师。

(5)剧烈头痛:栓塞后第1天发生剧烈头痛是颅脑介入栓塞治疗术后常见的并发症,一般反应轻者1~2天即痊愈,严重者可达1周以上。患者突发头痛并加重,应特别给予重视,及时发现病情变化报告医师,正确遵医嘱应用20%甘露醇125~250 mL静脉滴注或泵入血管解痉剂。

七、健康指导

(一)服药

指导患者用药方法和注意事项,遵医嘱服用药物,若服用降压药、抗癫痫类及抗血管痉挛类药物,不可擅自减量。服抗凝药期间注意观察出血情况,定期复查凝血3项及肝、肾功能。

(二)饮食

指导患者多吃富含维生素A、维生素C的绿色蔬菜和水果,如胡萝卜、菠菜、白菜、番茄、苹果、芒果;常吃瘦肉、鸡蛋、新鲜的奶制品及深海鱼类等;低盐低脂饮食,少食胆固醇较高的食物,如蛋黄、动物内脏、猪油等。防止动脉硬化。

(三)运动

出院后注意休息,3个月后可做些简单的家务活,避免重体力劳动。适当锻炼,在体力允许的情况下逐渐增加活动量。出院后注意休息,在身体尚未恢复前,少去公共场所,注意自我保护,防止感染其他疾病。

(四)良好的生活习惯

注意戒烟,适当饮酒,保证充足的睡眠,保持愉快的心情。

(五)复诊

出院后遵医嘱到门诊复查。出现以下症状,应立即就诊:①头痛逐渐加重、恶心、呕吐;②癫痫、失语及肢体功能障碍加重;③精神萎靡不振,意识障碍等。

第五章

普外科护理

第一节　急性乳腺炎

一、疾病概述

(一)概念

急性乳腺炎是乳腺的急性化脓性感染。多发生于产后 3～4 周的哺乳期妇女,以初产妇最常见。主要致病菌为金黄色葡萄球菌,少数为链球菌。

(二)相关病理生理

急性乳腺炎开始时局部出现炎性肿块,数天后可形成单房或多房性的脓肿。表浅脓肿可向外破溃或破入乳管自乳头流出;深部脓肿不仅可向外破溃,也可向深部穿至乳房与胸肌间的疏松组织中,形成乳房后脓肿。感染严重者,还可并发脓毒血症。

(三)病因与诱因

1.乳汁淤积

乳汁是细菌繁殖的理想培养基,引起乳汁淤积的主要原因有:①乳头发育不良(过小或凹陷)妨碍哺乳;②乳汁过多或婴儿吸乳过少导致乳汁不能完全排空;③乳管不通(脱落上皮或衣服纤维堵塞),影响乳汁排出。

2.细菌入侵

当乳头破损时,细菌沿淋巴管入侵是感染的主要途径。细菌也可直接侵入乳管,上行至腺小叶而致感染。细菌主要来自婴儿口腔、母亲乳头或周围皮肤。多数发生于初产妇,因其缺乏哺乳经验;也可发生于断奶时,6 个月以后的婴儿已经长牙,易致乳头损伤。

(四)临床表现

1.局部表现

初期患侧乳房红、肿、胀、痛,可有压痛性肿块,随病情发展症状进行性加重,数天后可形成单房或多房性的脓肿。脓肿表浅时局部皮肤可有波动感和疼痛,脓肿向深部发展可穿至乳房与胸肌间的疏松组织中,形成乳房后脓肿和腋窝脓肿,并出现患侧腋窝淋巴结肿大、压痛。局部表现可有个体差异,应用抗生素治疗的患者,局部症状可被掩盖。

2.全身表现

感染严重者,可并发败血症,出现寒战、高热、脉快、食欲减退、全身不适、白细胞上升等症状。

(五)辅助检查

1.实验室检查

白细胞计数及中性粒细胞比例增多。

2.B超检查

确定有无脓肿及脓肿的大小和位置。

3.诊断性穿刺

在乳房肿块波动最明显处或压痛最明显的区域穿刺,抽出脓液可确诊脓肿已经形成。脓液应做细菌培养和药敏试验。

(六)治疗原则

主要原则为控制感染,排空乳汁。脓肿形成以前以抗菌药治疗为主,脓肿形成后,需及时切开引流。

1.非手术治疗

(1)一般处理:①患乳停止哺乳,定时排空乳汁,消除乳汁淤积;②局部外敷,用25%硫酸镁湿敷,或采用中药蒲公英外敷,也可用物理疗法促进炎症吸收。

(2)全身抗菌治疗:原则为早期、足量应用抗生素。针对革兰氏阳性球菌有效的药物,如青霉素、头孢菌素等。由于抗生素可被分泌至乳汁,故避免使用对婴儿有不良影响的抗菌药,如四环素、氨基糖苷类、磺胺类和甲硝唑。如治疗后病情无明显改善,则应重复穿刺以了解有无脓肿形成,或根据脓液的细菌培养和药敏试验结果选用抗生素。

(3)中止乳汁分泌:患者治疗期间一般不停止哺乳,因停止哺乳不仅影响婴儿的喂养,且提供了乳汁淤积的机会。但患侧乳房应停止哺乳,并以吸乳器或手法按摩排出乳汁,局部热敷。若感染严重或脓肿引流后并发乳瘘(切口常出现乳汁)需回乳,常用方法:①口服溴隐亭 1.25 mg,每天 2 次,服用 7~14 天;或口服己烯雌酚 1~2 mg,每天 3 次,2~3 天;②肌内注射苯甲酸雌二醇,每次 2 mg,每天 1 次,至乳汁分泌停止;③中药炒麦芽,每天 60 mg,分 2 次煎服或芒硝外敷。

2.手术治疗

脓肿形成后切开引流。于压痛、波动最明显处先穿刺抽吸取得脓液后,于该处切开放置引流,脓液做细菌培养及药物敏感试验。脓肿切开引流时注意:①切口一般呈放射状,避免损伤乳管引起乳瘘;乳晕部脓肿沿乳晕边缘做弧形切口;乳房深部较大脓肿或乳房后脓肿,沿乳房下缘做弧形切口,经乳房后间隙引流。②分离多房脓肿的房间隔以利于引流。③为保证引流通畅,引流条应放在脓腔最低部位,必要时另加切口做对口引流。

二、护理评估

(一)一般评估

1.生命体征(体温、脉搏、呼吸、血压)

评估是否有体温升高,脉搏加快。急性乳腺炎患者通常有发热,可有低热或高热;发热时呼吸、脉搏加快。

2.患者主诉

询问患者是否为初产妇,有无乳腺炎、乳房肿块、乳头异常溢液等病史;询问有无乳头内陷;评估有无不良哺乳习惯,如婴儿含乳睡觉、乳头未每天清洁等;询问有无乳房胀痛,浑身发热、无力、寒战等症状。

3.相关记录

体温、脉搏、皮肤异常等记录结果。

(二)身体评估

1.视诊

乳房皮肤有无红、肿、破溃、流脓等异常情况;乳房皮肤红肿的开始时间、位置、范围、进展情况。

2.触诊

评估乳房乳汁淤积的位置、范围、程度及进展情况;乳房有无肿块,乳房皮下有无波动感,脓肿是否形成,脓肿形成的位置、大小。

(三)心理-社会评估

评估患者心理状况,是否担心婴儿喂养与发育、乳房功能及形态改变。

(四)辅助检查阳性结果评估

患者血常规检查示血白细胞计数及中性粒细胞比例升高提示有炎症的存在;根据 B 超检查的结果判断脓肿的大小及位置,诊断性穿刺后方可确诊脓肿形成;根据脓液的药物敏感试验选择抗生素。

(五)治疗效果的评估

1.非手术治疗评估要点

应用抗生素是否有效果,乳腺炎症是否得到控制,患者体温是否恢复正常;回乳措施是否起效,乳汁淤积情况有无改善,患者乳房肿胀疼痛有无减轻或加重;患者是否了解哺乳卫生和预防乳腺炎的知识,情绪是否稳定。

2.手术治疗评估要点

手术切开排脓是否彻底;伤口愈合情况是否良好。

三、主要护理诊断/问题

(1)疼痛:与乳汁淤积、乳房急性炎症使乳房压力显著增加有关。

(2)体温过高:与乳腺急性化脓性感染有关。

(3)知识缺乏:与不了解乳房保健和正确哺乳知识有关。

(4)潜在并发症:乳瘘。

四、护理措施

(一)缓解疼痛

1.防止乳汁淤积

患乳暂停哺乳,定时用吸乳器吸净乳汁。

2.按摩、热敷

每天定时给予手法按摩、辅助热敷物理治疗,疏通阻塞的乳腺管,刺激乳窦,使乳汁流畅,淤积的硬块消散,预防乳腺脓肿发生。

3.托起乳房

用三角巾或宽松胸罩拖起患侧乳房,减轻疼痛和肿胀。

(二)控制体温和感染

1.控制感染

遵医嘱抽血培养和药物敏感试验,使用抗菌药物并观察疗效。

2.病情观察

定时测量体温、脉搏、呼吸,监测白细胞、中性粒细胞变化。

3.高热护理

发热期间予温水擦浴、冰袋降温等物理降温,必要时遵医嘱予药物降温;伴有畏寒、发抖等症状者,注意保暖;保持口腔和皮肤清洁。

(三)脓肿切开引流术后护理

保持引流通畅,观察引流液的量、性状、颜色及气味变化,及时更换敷料。

(四)用药护理

遵医嘱早期使用抗菌药,根据药物敏感试验选择合适的抗菌药,注意评估患者有无药物不良反应。

(五)饮食与运动

给予高蛋白、高维生素、低脂肪食物,保证足量水分摄入。注意休息,适当运动,劳逸结合。

(六)心理护理

观察了解患者心理状况,给予必要的疾病有关的知识宣教,抚慰其紧张急躁情绪。

(七)健康教育

1.保持乳头和乳晕清洁

每次哺乳前后清洁乳头,保持局部干燥清洁。

2.纠正乳头内陷

妊娠期每天挤捏、提拉乳头。

3.养成良好的哺乳习惯

定时哺乳,每次哺乳时让婴儿吸净乳汁,如有淤积及时用吸乳器或手法按摩排出乳汁;培养婴儿不含乳头睡眠的习惯;注意婴儿口腔卫生,及时治疗婴儿口腔炎症。

4.及时处理乳头破损

乳晕破损或皲裂时暂停哺乳,用吸乳器吸出乳汁哺乳婴儿;局部用温水清洁后涂以抗菌药软膏,待愈合后再行哺乳;症状严重时及时诊治。

五、护理评价

(1)患者的乳汁淤积情况有无改善,是否学会正确排出淤积乳汁的方法,是否坚持每天挤出已经淤积的乳汁,回乳措施是否产生效果,乳房胀痛有无逐渐减轻。

(2)患者乳房皮肤的红肿情况有无好转,乳房皮肤有无溃烂,乳房肿块有无消失或增大。

(3)患者应用抗生素后体温有无恢复正常,炎症有无消退,炎症有无进一步发展为脓肿。

(4)患者脓肿有无及时切开引流,伤口愈合情况是否良好。

(5)患者是否了解哺乳卫生和预防乳腺炎的知识,焦虑情绪是否改善。

第二节 肝 脓 肿

一、细菌性肝脓肿患者的护理

当全身性细菌感染,特别是腹腔内感染时,细菌侵入肝脏,如果患者抵抗力弱,可发生细菌性肝脓肿。细菌可以从下列途径进入肝脏。①胆道:细菌沿着胆管上行,是引起细菌性肝脓肿的主要原因,包括胆石、胆囊炎、胆道蛔虫、其他原因所致胆管狭窄与阻塞等。②肝动脉:体内任何部位的化脓性病变,细菌可经肝动脉进入肝脏。如败血症、化脓性骨髓炎、痈、疖等。③门静脉:已较少见,如坏疽性阑尾炎、细菌性痢疾等,细菌可经门静脉入肝。④肝开放性损伤:细菌可直接经伤口进入肝,引起感染而形成脓肿。细菌性肝脓肿的致病菌多为大肠埃希菌、金黄色葡萄球菌、厌氧链球菌等。肝脓肿可以是单个脓肿,也可以是多个小脓肿,数个小脓肿可以融合成为一个大脓肿。

(一)护理评估

1.健康史

注意询问有无胆道感染和胆道疾病、全身其他部位的化脓性感染特别是肠道的化脓性感染、肝脏外伤病史。是否有肝脓肿病史,是否进行过系统治疗。

2.身体状况

通常继发于某种感染性先驱疾病,起病急,主要症状为骤起寒战、高热、肝区疼痛和肝大。体温可高达39～40 ℃,多表现为弛张热,伴有大汗、恶心、呕吐、食欲缺乏。肝区疼痛多为持续性钝痛或胀痛,有时可伴有右肩牵涉痛,右下胸及肝区叩击痛,增大的肝有压痛。肝前下缘比较表浅的脓肿,可有右上腹肌紧张和局部明显触痛。巨大的肝脓肿可使右季肋区呈饱满状态,甚至可见局限性隆起,局部皮肤可出现凹陷性水肿。严重时或并发胆道梗阻者,可出现黄疸。

3.心理-社会状况

细菌性肝脓肿起病急剧,症状重,如果治疗不彻底容易反复发作转为慢性,并且细菌性肝脓肿极易引起严重的全身性感染,导致感染性休克,患者产生焦虑。

4.辅助检查

(1)血液检查:化验检查白细胞计数及中性粒细胞增多,有时出现贫血。肝功能检查可出现不同程度的损害和低蛋白血症。

(2)X线胸腹部检查:右叶脓肿可见右膈肌升高,运动受限;肝影增大或局限性隆起;有时伴有反应性胸膜炎或胸腔积液。

(3)B超:在肝内可显示液平段,可明确其部位和大小,阳性诊断率在96%以上,为首选的检查方法。必要时可做CT检查。

(4)诊断性穿刺:抽出脓液即可证实本病。

(5)细菌培养:脓液细菌培养有助于明确致病菌,选择敏感的抗生素,并与阿米巴肝脓肿相鉴别。

5.治疗要点

(1)全身支持疗法:给予充分营养,纠正水和电解质及酸碱平衡失调,必要时少量多次输血和血浆以纠正低蛋白血症,增强机体抵抗力。

(2)抗生素治疗:应使用大剂量抗生素。由于肝脓肿的致病菌以大肠埃希菌、金黄色葡萄球菌和厌氧性细菌最为常见,在未确定病原菌之前,可首选对此类细菌有效的抗生素,然后根据细菌培养和抗生素敏感试验结果选用有效的抗生素。

(3)经皮肝穿刺脓肿置管引流术:适用于单个较大的脓肿。在B超引导下进行穿刺。

(4)手术治疗:对于较大的单个脓肿,估计有穿破可能,或已经穿破胸腹腔;胆源性肝脓肿;位于肝左外叶脓肿,穿刺易污染腹腔;慢性肝脓肿,应施行经腹切开引流。病程长的慢性局限性厚壁脓肿,也可行肝叶切除或部分肝切除术。多发性小脓肿不宜行手术治疗,但对其中较大的脓肿,也可行切开引流。

(二)护理诊断及合作性问题

1.营养失调

低于机体需要量与高代谢消耗或慢性消耗病程有关。

2.体温过高

体温过高与感染有关。

3.急性疼痛

急性疼痛与感染及脓肿内压力过高有关。

4.潜在并发症

急性腹膜炎、上消化道出血、感染性休克。

(三)护理目标

患者能维持适当营养,维持体温正常,疼痛减轻;无急性腹膜炎休克等并发症发生。

(四)护理措施

1.术前护理

(1)病情观察,配合抢救中毒性休克。

(2)高热护理:保持病室空气新鲜、通风、温湿度合适,物理降温。衣着适量,及时更换汗湿衣。

(3)维持适当营养:对于非手术治疗和术前的患者,给予高蛋白、高热量饮食,纠正水、电解质平衡失调和低蛋白血症。

(4)遵医嘱正确应用抗生素。

2.术后护理

(1)经皮肝穿刺脓肿置管引流术术后护理:术前做术区皮肤准备,协助医师进行穿刺部位的准确定位。术后向医师询问术中情况及术后有无特殊观察和护理要求。患者返回病房后,观察引流管固定是否牢固,引流液性状,引流管道是否密闭。术后第2天或数天开始进行脓腔冲洗,冲洗液选用等渗盐水(或遵医嘱加用抗生素)。冲洗时速度缓慢,压力不宜过高,估算注入液与引出液的量。每次冲洗结束后,可遵医嘱向脓腔内注入抗生素。待到引流出或冲洗出的液体变清澈,B超检查脓腔直径小于2 cm即可拔管。

(2)切开引流术术后护理:切开引流术术后护理遵循腹部手术术后护理的一般要求。除此之外,每天用生理盐水冲洗脓腔,记录引流液量,少于10 mL或脓腔容积小于15 mL,即考虑拔除引流管,改凡士林纱布引流,致脓腔闭合。

3.健康指导

为了预防肝脓肿疾病的发生,应教育人们积极预防和治疗胆道疾病,及时处理身体其他部位的化脓性感染。告知患者应用抗生素和放置引流管的目的和注意事项,取得患者的信任和配合。术后患者应加强营养和提高抵抗力,定期复查。

(五)护理评价

患者是否能维持适当营养,体温是否正常;疼痛是否减轻,有无急性腹膜炎、上消化道出血、感染性休克等并发症发生。

二、阿米巴肝脓肿患者的护理

阿米巴肝脓肿是阿米巴肠病的并发症,阿米巴原虫从结肠溃疡处经门静脉血液或淋巴管侵入肝内并发脓肿。常见于肝右叶顶部,多数为单发性。原虫产生溶组织酶,导致肝细胞坏死、液化组织和血液、渗液组成脓肿。

(一)护理评估

1.健康史

注意询问有无阿米巴痢疾病史。

2.身体状况

阿米巴肝脓肿有着与细菌性肝脓肿相似的表现,两者的区别详见表5-1。

表 5-1　细菌性肝脓肿与阿米巴肝脓肿的鉴别

鉴别要点	细菌性肝脓肿	阿米巴肝脓肿
病史	继发于胆道感染或其他化脓性疾病	继发于阿米巴痢疾后
症状	病情急骤严重,全身中毒症状明显,有寒战、高热	起病较缓慢,病程较长,可有高热,或不规则发热、盗汗
血液化验	白细胞计数及中性粒细胞可明显增加。血液细菌培养可阳性	白细胞计数可增加,如无继发细菌感染液细菌培养阴性。血清学阿米巴抗体检查阳性
粪便检查	无特殊表现	部分患者可找到阿米巴滋养体或结肠溃面(乙状结肠镜检)黏液或刮取涂片可找阿米巴滋养体或包囊
脓液	多为黄白色脓液,涂片和培养可发现细菌	大多为棕褐色脓液,无臭味,镜检有时可到阿米巴滋养体。若无混合感染,涂片和培养无细菌
诊断性治疗	抗阿米巴药物治疗无效	抗阿米巴药物治疗有好转
脓肿	较小,常为多发性	较大,多为单发,多见于肝右叶

3.心理-社会状况

由于病程长,忍受较重的痛苦,担忧预后或经济拮据等原因,患者常有焦虑、悲伤或恐惧反应。

4.辅助检查

基本同细菌性肝脓肿。

5.治疗要点

阿米巴肝脓肿以非手术治疗为主。应用抗阿米巴药物,加强支持疗法纠正低蛋白、贫血等,无效者穿刺置管闭式引流或手术切开引流,多可获得良好的疗效。

(二)护理诊断及合作性问题

(1)营养失调:低于机体需要量,与高代谢消耗或慢性消耗病程有关。

(2)急性疼痛:与脓肿内压力过高有关。

(3)潜在并发症:合并细菌感染。

(三)护理措施

1.非手术疗法和术前护理

(1)加强支持疗法:给予高蛋白、高热量和高维生素饮食必要时少量多次输新鲜血、补充丙种球蛋白,增强抵抗力。

(2)正确使用抗阿米巴药物,注意观察药物的不良反应。

2.术后护理

除继续做好非手术疗法护理外,重点做好引流的护理。宜用无菌水封瓶闭式引流,每天更换消毒瓶,接口处保持无菌,防止继发细菌感染。如继发细菌感染需使用抗生素。

第三节　原发性肝癌

原发性肝癌是指由肝细胞或肝内胆管上皮细胞发生的恶性肿瘤,是我国常见的恶性肿瘤之一,死亡率较高,在恶性肿瘤死亡排位中占第二位。近年来发病率有上升趋势,肝癌的五年生存率很低,预后凶险。原发性肝癌的发病率有较高的地区分布性,多见于中年男性;男女性别之比在肝癌高发区中为 $3:1 \sim 4:1$,低发区则为 $1:1 \sim 2:1$。高发区的发病年龄高峰为 $40 \sim 49$ 岁。

一、病因及发病机制

病因及发病机制尚不清楚,根据高发区的流行病学调查结果表明,下列因素与肝癌的发病关系密切。

(一)病毒性肝炎

在我国,乙型肝炎是原发性肝癌发生的最重要病因,原发性肝癌患者中1/3曾有慢性肝炎病史。肝癌患者血清中乙型肝炎标志物高达90%以上,近年来丙型肝炎与肝癌关系也逐渐引起关注。

(二)肝硬化

原发性肝癌合并肝硬化者占50%~90%,乙型肝炎病毒持续感染与肝癌有密切关系。其过程可能是乙型肝炎病毒引起肝细胞损害继而发生增生或不典型增生,从而对致癌物质敏感。在多病因参与的发病过程中可能有多种基因发生改变,最后导致癌变。

(三)黄曲霉毒素

在肝癌高发区,尤其是南方以玉米为主粮的地方调查提示,肝癌流行可能与黄曲霉毒素污染粮食有关,其代谢产物黄曲霉毒素 B_1 有强烈的致癌作用。

(四)饮水污染

江苏启东的流行病学调查结果发现,饮用池塘水者与饮用井水者的肝癌发病率和死亡率有明显差异,可能与池塘水的蓝绿藻产生的微囊藻毒素污染饮用水源有关。

(五)遗传因素

在高发区肝癌有时出现家族聚集现象,尤以共同生活并有血缘关系者的肝癌罹患率高,可能与肝炎病毒垂直传播有关。

(六)其他

饮酒、亚硝胺、农药、某些微量元素含量异常如铜、锌、钼等、肝吸虫等因素也被认为与肝癌有关。吸烟和肝癌的关系还待进一步明确。

二、临床表现

(一)症状

肝癌起病隐匿,早期缺乏典型症状,多在肝病随访中或体检普查中,应用血清甲胎蛋白(alpha fetoprotein,AFP)及B超检查偶然发现肝癌,此时患者既无症状,体格检查亦缺乏肿瘤本身的体征,此期称之为亚临床肝癌。一旦出现症状而来就诊者其病程大多已进入中晚期。不同阶段的肝癌,其临床表现有明显差异。

1.肝区疼痛

肝区疼痛最常见,半数以上患者呈间歇性或持续性的钝痛或胀痛,是由于肿块生长迅速、使肝包膜绷紧牵拉所致。当肿瘤侵犯膈肌时,疼痛可向右肩或右背部放射。向右后生长的肿瘤可致右腰疼痛。突然出现剧烈腹痛和腹膜刺激征提示癌结节包膜下出血或向腹腔破溃。

2.消化道症状

食欲缺乏、恶心、呕吐、腹泻、消化不良等,缺乏特异性。

3.全身症状

低热,发热与癌肿坏死物质吸收有关。此外还有乏力、消瘦、贫血、全身衰弱等,少数患者晚期呈恶病质,这是由于癌症所致的能量消耗和代谢障碍所致。

4.转移灶症状

如肺转移可出现咳嗽、咯血;胸膜转移可引起胸痛和血性胸腔积液;癌栓栓塞肺动脉,引起肺梗死,可突然出现严重呼吸困难和胸痛;癌栓栓塞下肢静脉,可出现下肢严重水肿;骨转移和脊柱转移,可引起局部压痛或神经受压症状;颅内转移可出现相应的神经定位症状和体征。

5.伴癌综合征

癌肿本身代谢异常,癌组织对机体发生影响而引起的内分泌或代谢异常的一组症候群称之为伴癌综合征。如自发性低血糖症、红细胞增多症,其他罕见的有高脂血症、高钙血症、类癌综合征等。

(二)体征

1.肝大

进行性肝大是常见的特征性体征之一。肝质地坚硬,表面及边缘不光滑,有大小不等结节,伴不同程度的压痛。如癌肿突出于右肋弓下或剑突下,上腹可出现局部隆起或饱满。

2.脾大

脾大多见于合并肝硬化门静脉高压患者。因门静脉或脾静脉有癌栓或癌肿压迫门静脉引起。

3.腹水

因合并肝硬化门静脉高压、门静脉或肝静脉癌栓所致。当癌肿表面破溃时可引起血性腹水。

4.黄疸

当癌肿浸润、破坏肝细胞时,可引起肝细胞性黄疸;当癌肿侵犯肝内胆管或压迫胆管时,可出现阻塞性黄疸。

5.转移灶相应体征

锁骨上淋巴结肿大、胸腔积液的体征,截瘫、偏瘫等。

(三)并发症

肝性脑病;上消化道出血;肝癌结节破裂出血;血性胸腔积液、腹水;继发感染。上述并发症可由肝癌本身或并存的肝硬化引起,常为致死的原因。

三、辅助检查

(一)血清 AFP 测定

AFP 是目前诊断肝癌最特异性的标志物,是体检普查的项目之一。肝癌患者 AFP 阳性率 70%～90%,诊断标准为:①AFP＞500 μg/L 持续 4 周;②AFP 在＞200 μg/L 的中等水平持续 8 周;③AFP 由低浓度升高后不下降。

(二)影像学检查

(1)超声显像是目前肝癌筛查的首选检查之一,有助于了解占位性病变的血供。

(2)CT 在反映肝癌的大小、形态、部位、数目等方面有突出的优点,被认为是补充超声显像检查的非侵入性诊断的首选方法。

(3)肝动脉造影是肝癌诊断的重要补充方法,对直径 2 cm 以下的小肝癌的诊断较有价值。

(4)MRI 优点是除显示如 CT 那样的横断面外,还能显示矢状位、冠状位以及任意切面。

(三)肝组织活检或细胞学检查

在超声或 CT 引导下活检或细针穿刺行组织学或细胞学检查,是目前确诊直径 2 cm 以下小肝癌的有效方法。缺点是易引起近边缘的肝癌破裂,有促进转移的危险。在非侵入性操作未能确诊时考虑使用。

四、诊断要点

有慢性肝炎病史,原因不明的肝区不适或疼痛,或原有肝病症状加重伴有全身不适、明显的食欲缺乏和消瘦、乏力、发热;肝进行性肿大、压痛、质地坚硬、表面和边缘不光滑。对高危人群血清 AFP 的检测及影像学检查。对既无症状也无体征的亚临床肝癌的诊断主要靠血清 AFP 的检测联合影像学检查。

五、治疗要点

早期治疗是改善肝癌预后的最主要的因素,而治疗方案的选择取决于肝癌的临床分期及患者的体质。

(一)手术治疗

首选的治疗方法,是影响肝癌预后的最主要因素,是提高生存率的关键。

(二)局部治疗

1.经导管动脉栓塞化疗(TACE)

TACE 为原发性肝癌非手术的首选方案,效果较好,应反复多次治疗。机制:先栓塞肿瘤远端血供,再栓塞肿瘤近端肝动脉,使肿瘤难以建立侧支循环,最终引起病灶缺血性坏死,并在动脉内灌注化疗药物。常用栓塞剂有吸收性明胶海绵和碘化油。

2.无水乙醇注射疗法(PEI)

PEI 是肿瘤直径<3 cm,结节数在 3 个以内,伴肝硬化不能手术患者的首选治疗方法。在 B 超引导下经皮肝穿刺入肿瘤内注入无水乙醇,促使肿瘤细胞脱水变性、凝固坏死。

3.物理疗法

局部高温疗法,如微波组织凝固技术、射频消融、高功率聚焦超声治疗、激光等。

(三)其他治疗方法

1.放射治疗

在肝癌治疗中仍有一定地位。适用于肿瘤较局限,但不能手术者,常与其他治疗方法组成综合治疗。

2.化学治疗

常用多柔比星及其衍生物、顺铂、氟尿嘧啶、丝裂霉素和甲氨蝶呤等。主张联合用药,单一用药疗效较差。

3.生物治疗

常用干扰素、白介素、淋巴因子激活的杀伤细胞、肿瘤浸润淋巴细胞等作为辅助治疗之一。

4.中医中药治疗

用于晚期肝癌患者和肝功能严重失代偿无法耐受其他治疗者,可作为辅助治疗之一。

5.综合治疗

根据患者的具体情况,选择一种或多种治疗方法联合使用,为中、晚期患者的主要治疗方法。

六、常用护理诊断

(一)疼痛:肝区痛

肝区痛与肿瘤迅速增大、牵拉肝包膜有关。

(二)预感性悲哀

预感性悲哀与获知疾病预后有关。

(三)营养失调:低于机体需要量

营养失调与肝功能严重损害、摄入量不足有关。

七、护理评估

(一)术前评估

1.健康史

(1)个人情况:患者的年龄、性别、居住地、烟酒史,饮食、饮水、生活习惯(如长期进食含黄曲霉、亚硝胺类的食物,接触其他致癌物质)等。

(2)既往史:有无病毒性肝炎、肝硬化等肝病史;有无癌肿和手术史;过敏史等。

(3)其他:家族中有无肝癌或其他癌症患者。

2.身体状况

(1)肝区疼痛的性质和程度。

(2)是否有肝病面容、贫血、黄疸、脾大、水肿等体征。

(3)是否有消瘦、乏力、食欲减退及恶病质表现。

(4)是否有肝性脑病、上消化道出血及各种感染。

(5)患者肝功能有无受损,AFP水平是否升高,B超、CT等影像学检查有无异常。

3.心理社会状况

(1)患者和家属对肝癌及治疗方案、预后的认知程度。

(2)患者和家属是否担心手术疗效、术后并发症及肝癌预后。

(3)亲属对患者的关心、支持程度,家庭对患者疾病治疗的经济承受能力,社会和医疗保障系统支持程度。

(二)术后评估

(1)手术、麻醉方式,术中出血、补液、输血及引流管等情况。

(2)严密监测患者意识状态、生命体征、血氧饱和度、尿量、肝功能等;观察腹部体征与切口情况、腹腔引流管是否通畅,引流液的颜色、量及性状等。

(3)肝功能恢复情况。

(4)有无腹腔内出血、肝性脑病、膈下积液或脓肿、肺部感染等并发症发生。

八、常见护理诊断/问题

(一)疼痛

疼痛与肿瘤迅速生长导致肝包膜张力增加或手术创伤、介入、射频消融治疗不适有关。

(二)营养失调

低于机体需要量与消化功能紊乱、放疗及化疗引起的胃肠道不良反应、肿瘤消耗等有关。

(三)焦虑、恐惧

焦虑、恐惧与担忧手术效果、疾病预后及生存期限有关。

(四)潜在并发症

腹腔内出血、肝性脑病、膈下积液或脓肿、胆汁漏、肺部感染。

九、护理目标

(1)患者自述疼痛减轻或无痛。

(2)患者营养需求基本得到满足,体重未见明显减轻。

(3)患者能正确面对疾病、手术和预后,积极配合治疗。

(4)患者未发生并发症或并发症被及时发现和处理。

十、护理措施

(一)手术治疗的护理

1.术前护理

(1)心理护理:积极主动关心患者,鼓励患者说出内心感受,疏导、安慰患者,根据患者个体情况提供信息,说明手术的意义、重要性及手术方案,讲解手术成功案例,帮助患者树立战胜疾病的信心,减轻患者焦虑和恐惧。

(2)疼痛护理:①评估疼痛发生的时间、部位、性质、诱因、程度及伴随症状;②遵医嘱给予镇痛药物,并观察药物效果和不良反应;③指导患者采取放松和分散注意力的方法应对疼痛。

(3)改善营养状况:给予高蛋白、高热量、高维生素、易消化饮食;合并肝硬化有肝功能损害者,应适当限制蛋白质摄入。必要时可给予肠内外营养支持,输血浆或清蛋白,以改善贫血、纠正低蛋白血症,提高手术耐受力。

(4)用药护理:遵医嘱给予护肝药物,如甘草酸二铵、还原性谷胱甘肽、多烯磷脂酰胆碱、熊去氧胆酸等;避免使用巴比妥类、红霉素、盐酸氯丙嗪等有损肝脏的药物。

(5)维持体液平衡:肝功能不良伴腹水者,需严格控制水和钠盐的摄入,摄水量不应超过 2 000 mL/d,摄钠量少于 0.5 g/d(折合成氯化钠,应少于 1.5 g);若伴有水肿及血钠降低者,则摄水量严格控制在 1 000～1 500 mL/d;同时遵医嘱合理补液和利尿,注意纠正低钾血症等水、电解质失衡;准确记录 24 小时出入量;每天观察、记录体重及腹围变化。

(6)预防出血。①改善凝血功能:大多数肝癌合并肝硬化,术前 3 天开始给予维生素 K_1,适当补充血浆和凝血因子,以改善凝血功能,预防术中、术后出血;②告知患者避免致癌肿破裂出血或食管下段胃底静脉曲张破裂出血的诱因,如剧烈咳嗽、用力排便等使腹内压骤升的动作和外伤等;③癌肿＞10 cm 时,嘱患者卧床休息,避免活动幅度过大导致癌肿破裂;④若患者突发腹痛伴腹膜刺激征,应高度怀疑肝癌破裂出血,立即通知医师,做好急症手术的各项准备。

(7)术前准备:协助做好术前检查、术前常规准备。

2.术后护理

(1)病情观察:密切观察生命体征、神志、面色、尿量、中心静脉压、切口渗血渗液及腹腔引流液的量和颜色等的变化,并做好记录。

(2)休息与活动:术后患者麻醉清醒、生命体征平稳后取半卧位。根据患者术式及机体恢复情况逐步由半坐卧位、坐位过渡到下床活动。随着加速康复外科技术的推广和应用,肝脏手术患者术后下床活动时间已逐渐提前。

(3)疼痛护理:①评估疼痛发生的时间、部位、性质、程度;②遵医嘱给予镇痛药物;③密切观察镇痛泵的泵入速度、剂量、输注管路是否通畅、镇痛泵的效果及不良反应;④指导患者减轻疼痛及转移注意力的方式,如听音乐、松弛疗法、加强护患沟通等。

(4)饮食指导:术后早期禁食,禁食期间予肠外营养支持,术后 24～48 小时可进食流质,逐步改为半流质和软食。随着加速康复外科技术的推广和应用,肝脏手术患者术后麻醉完全清醒即可少量饮水,自术后第一天开始,饮食可逐渐由流质过渡到半流质、软食。

(5)腹腔引流管的护理:引流腹腔积聚的液体,防止腹腔继发感染。

要点:①妥善固定,防止滑脱;②保持引流通畅,防止引流管受压和扭曲,如引流管被凝血块、组织碎屑等堵塞,应反复挤压促其排出,必要时协助医师用生理盐水冲洗;③观察引流液的颜色、量及性质,并记录;④严格无菌操作,定时更换引流袋,防止感染;⑤拔管,置管 3～5 天,如引流液颜色较淡,24 小时少于 20 mL,腹部无阳性体征者可考虑拔管。

3.术后并发症的观察及护理

(1)腹腔出血:是肝切除术后常见的并发症之一,术后 24 小时易发生。

1)观察:术后 48 小时内应严密观察生命体征变化,严密观察引流液的量、性质及颜色。短时间内引流管引出大量鲜红色血液,1 小时内引流出 200 mL 以上或每小时 100 mL 持续 3 小时以上的鲜红色血性液体,应考虑活动性腹腔出血,立即通知医师及时处理。

2)护理。①体位与活动:术后 24 小时内卧床休息,避免剧烈咳嗽和打喷嚏等,以防止术后肝断面出血;②输液、输血:若短期内或持续引流较大量的鲜红色血性液体,经输血、输液,患者血压、脉搏仍不稳定时,应做好再次手术的准备;③若明确为凝血机制障碍性出血,可遵医嘱给予凝血酶原复合物、纤维蛋白原,输新鲜血等。

(2)肝性脑病:见门静脉高压症患者的护理。

(3)膈下积液及脓肿。①观察:发生在术后 1 周。患者术后体温下降后再度升高,或术后发热持续不退,同时伴右上腹胀痛、呃逆、脉速、白细胞计数升高,中性粒细胞达 90％以上,应疑有膈下积液或膈下脓肿。B 超检查可明确诊断。②护理:协助医师行 B 超定位引导穿刺抽脓或置管引流,后者应加强冲洗和吸引护理;患者取半坐位,以利于呼吸和引流;严密观察体温变化,鼓励患者多饮水;遵医嘱加强营养支持和抗菌药物的应用护理。

(4)胸腔积液。①观察:患者胸闷、气促、发热情况。②护理:协助医师行穿刺抽胸腔积液,行胸腔闭式引流者,做好胸腔闭式引流护理;遵医嘱加强保肝治疗,给予高蛋白饮食,必要时遵医嘱给予清蛋白、血浆及利尿剂应用。

(5)胆汁漏。①观察:腹痛、发热和腹膜刺激征,切口有无胆汁渗出和/或腹腔引流液有无含胆汁。②护理:胆汁渗出者,注意保护局部皮肤;协助医师调整引流管,保持引流通畅,并注意观察引流液的颜色、量与性状;如发生局部积液,应尽早行 B 超定位穿刺置管引流;如发生胆汁性腹膜炎,应尽早手术。

(二)介入治疗的护理

1.术前护理

(1)术前访视:由于 TACE 是一种新的治疗方法,术中患者始终处于清醒状态,患者不仅要承受恶性肿瘤的心理压力和经济负担,还要面对可能出现治疗后并发症的心理压力。术前访视可减轻患者因强烈应激给机体带来的负面影响,有利于机体的康复。术前详细地向患者及家属说明手术的优越性、目的及意义,操作过程,配合要点,术中会有哪些不适,如何克服,使患者对手术过程有个大概的了解。通过护理,稳定患者情绪,使之处于接受治疗的最佳状态,最大限度地缓解患者的心理压力。

(2)全面了解病史:查看有关的实验记录,如肝肾功能、血常规、出凝血时间、心电图等,发现异常及时报告医师,并做好护理记录。

(3)术前指导:术前一天协助患者在床上训练排大小便,要耐心地向患者解释患者排尿训练的重要性,防止术后因不习惯床上排便而引起尿潴留。

(4)双侧腹股沟及会阴部备皮。

(5)指导患者进行屏气练习,即深吸一口气后,停止呼吸 10~15 秒,然后缓慢呼出,以备术中数字减影造影时,使血管的图像更清晰准确。

(6)术前 4~6 小时嘱患者禁食水,避免术中化疗引起恶心、呕吐。

(7)术前测量患者心率、呼吸、血压,无异常由护士送患者赴手术室行介入治疗术。

2.术中护理

(1)麻醉方式:局部麻醉。

(2)手术体位:采取平卧位,双手平放身体两旁,充分暴露脐水平以下、大腿 1/2 水平以上的皮肤消毒部位,注意保暖。

(3)手术步骤及术中护理配合。①协助患者平卧于手术台,连接心电图仪记录其脉搏、呼吸、血压,并建立静脉通路。认真检查导管导丝,防止术中出现断裂脱落、漏液等。局部皮肤常规消毒,铺无菌巾,在腹股沟韧带下方 1~2 cm 股动脉搏动最强处皮肤、皮下组织用 2% 利多卡因做局部浸润麻醉。②将导管插至主动脉弓处,让导管成形,在腹腔干处行腹腔干造影。如肝动脉有变异,则再做肠系膜上动脉造影。③将导管、三通放于大放盘内,配制肝素盐水(0.9%氯化钠500 mL加肝素 0.5 支)并分别倒入 2 个无菌碗内。配合医师进行药液的抽吸及化疗药物的配制。④在尽可能超选择性插管至肿瘤供血动脉后,根据医嘱选择灌注化疗药物或栓塞剂。⑤栓塞结束行肝动脉造影,了解栓塞情况。⑥拔出导管加压包扎:拔管后用手压迫穿刺止血点 10～20 分钟,观察伤口有无渗血,用无菌纱布加弹力绷带加压包扎并固定。

3.术后护理

(1)一般护理:术后 4～6 小时内密切观察患者生命体征变化,患者应平卧 24 小时。手术部位加压包扎,手压迫穿刺点 1 小时后用沙袋压迫 6 小时。术侧下肢制动,保持伸直为 12～24 小时,严密观察穿刺部位是否有血肿,足背动脉搏动是否良好。术后常规行保肝、抑酸、止血、抗感染治疗。

(2)化疗药物所致毒性反应的护理。①胃肠道反应:最常见的胃肠道反应为恶心、呕吐、食欲缺乏、一般 2～3 天可缓解,严重者可持续一周。遵医嘱于术后给予止吐药物。呕吐时,应使患者头偏向一侧,以免误吸引起窒息或呛咳,并注意观察呕吐物性质、颜色、量,防止消化道出血。指导患者多食高蛋白、高热能、高维生素、易消化的食物。一般术后 3～4 天胃肠道反应基本消失,对于呕吐严重者,应加强止吐药物的应用,静脉补充营养。②发热:为肿瘤组织坏死、吸收引起的发热,常在术后 1～2 天出现,体温在 38～39 ℃。持续 3～4 天或一周后逐渐下降。嘱患者多喝水,给予物理降温或用吲哚美辛栓纳肛,注意观察患者有无虚脱,需要时及时补充水分。注意更换床单、被褥、衣服、保持皮肤清洁、预防受凉、及时添加衣物。常规应用 3 天抗生素预防感染。③腹痛:由于栓塞造成组织缺血、水肿和坏死引起;另一种情况是其他动脉的医源性误栓或栓塞剂逆、顺血流造成非靶器官的栓塞,最常见的是因胆囊动脉或胃右动脉的栓塞导致的胆囊炎、胆囊穿孔或应激性溃疡。一般术后 24 小时达到高峰,应注意观察疼痛的部位、性质、程度,并注意与其他疼痛相区分。对于疼痛耐受差的患者,可采取癌症患者三阶梯止痛治疗。护士多与患者交流或采取其他方式分散其注意力。④呃逆:由于化疗药物刺激膈神经,患者对疾病过度担心、精神紧张、抑郁;术后饮食欠佳,胃肠功能紊乱;手术刺激膈神经或迷走神经所致。较轻者,多可自行缓解、不予处理。对于顽固性呃逆应认真寻找病因并予以治疗。及时进行心理疏导,嘱患者连续吞服温开水。必要时给予阿托品 0.25 mg 双侧足三里注射。⑤骨髓抑制:多数化疗药物对骨髓造血系统有抑制作用,其表现主要以白细胞、血小板减少多见。易出现感染、出血等症状。密切观察体温及血象,加强基础护理,预防感染。⑥肝、肾功能下降：术后给予保肝治疗，及时补充蛋白，常规水化治疗3天，鼓励患者多饮水，使尿液稀释，加速药物随尿液排出体外。密切观察大小便情况、皮肤巩膜颜色变化及腹围大小变化，给予高蛋白质易消化饮食，2~3周后，肝、肾功能恢复。

（3）并发症的护理。①穿刺部位出血、局部水肿：由于反复插管、拔管后穿刺点压迫不当、肝素用量大或者患者自身凝血机制障碍引起。拔管后，对于凝血功能异常的患者，要适当延长压迫时间和行加压包扎。嘱患者用力咳嗽或排便时应压迫穿刺点。术后注意对穿刺部位的观察，如有出血应重新加压包扎。出现小血肿可压迫止血，再用沙袋压迫6小时，术侧肢体制动24小时。大血肿可用无菌注射器抽吸，遵医嘱给予止血药物；24小时后可行热敷，以促进吸收。②尿潴留：因患者术后股动脉加压包扎、沙袋压迫，且不习惯床上排尿引起。给予耐心解释和指导，消除患者在床上排尿的紧张心理；用温水冲洗会阴部，同时让患者听流水声或者热敷腹部、按摩膀胱，并适当加压，无效后给予无菌导尿术。③上消化道出血：由于门静脉高压、患者术前肝功能差、化疗药物不良反应损害胃黏膜或术后恶心、呕吐致食管、胃黏膜撕裂出血。遵医嘱禁食、卧床休息，行止血、扩容、降低门静脉压力治疗；密切观察患者生命体征及大便、呕吐物的颜色、性质及量。出血停止后给予高热能、高蛋白、多种维生素、低盐、低脂流食或半流食，少量多餐。④股动脉栓塞：是TACE术后最严重的并发症。术后每小时观察穿刺侧皮肤颜色、温度、感觉、足趾运动及足背动脉搏动情况，并与对侧对比。发现患肢肢端苍白、小腿疼痛剧烈、皮温下降、感觉迟钝，则提示有股动脉栓塞的可能，可进一步做超声检查确诊，同时抬高患肢并给予热敷，按医嘱给予解痉及扩血管的药物，禁忌按摩，以防止栓子脱落，必要时行动脉切开取栓术。

（三）MRI引导射频消融治疗肝癌的护理

1.术前评估与准备

（1）术前护理评估：①责任护士参加术前评估，详细了解手术部位、肿瘤与周围脏器的关系、影像特征、并发症易发生的相关性等；②责任护士于术前一日对患者进行体力状况（ECOG）评分、ADL评分及一般临床症状评估（包括生命体征、饮食情况、有无不适症状）；③术前根据患者年龄、职业、文化程度对患者的依从性进行评估。

（2）术前访视：大部分患者其心理压力大，表现为紧张、焦虑、悲观等负性情绪，少数患者甚至存在抗拒等过激行为。针对患者易紧张、恐惧的心理特点，对患者进行宣教，减轻患者对手术的焦虑恐惧心理。鼓励家属陪伴，耐心倾听患者诉说,了解患者的心理顾虑,及时给予疏导,鼓励他们树立坚强意志。向患者介绍治愈成功的病例,以此来增加患者对介入治疗的信心,取得患者的信任,以最好的状态来配合手术。此外,还需因人而异,注意执行保护性医疗制度。

(3)术前指导:局麻患者告知其手术过程中配合操作的重要性,指导并训练患者屏气及平静呼吸等动作,确保进针路径与肿瘤位置关系相对一致;全麻患者告知其胃肠道准备的重要性;同时还应告知患者手术大概需要的时间、手术体位等,以取得患者的理解、合作。

(4)术前准备:具体包括以下内容。

1)患者准备。①影像资料准备:告知患者需将 2 周内行超声、增强 CT 或增强 MRI 检查影像资料准备齐全,便于手术医师掌握肿瘤位置、大小、数目、形状,与大血管及周围脏器的关系,指导进针路径。②胃肠道准备:患者术前一日晚餐不进固体或难消化食物,少吃甜食,避免腹胀;手术当日应根据手术情况禁食,局部麻醉术前 4 小时禁饮食,全身麻醉术前 12 小时禁食、前 4 小时禁水;如一般情况较差者,应先建立静脉通路给予一定的支持治疗。③皮肤准备:术前一日洗澡或清洁穿刺区域皮肤,更换清洁衣裤。④术前摘除金属饰物;女患者如月经期及时通知责任护士;术前排空膀胱。

2)家属准备。①告知患者家属(被委托人)手术当日提前到病房,需签署手术知情同意书;②确保患者住院押金足够;③鼓励患者家属术后陪伴。

3)病房护士准备。①协助完善各项化验及常规检查:术前进行血、尿、大便常规,肝、肾功能,凝血功能,肿瘤标志物,血型检查和感染筛查,心电图、X 线胸片等检查。②根据穿刺点、进针路径进行手术区域皮肤准备,并检查有无皮肤破损及感染。③术前晚视病情需要进行肠道准备。④手术当日行碘过敏试验;建立静脉通道。⑤测量生命体征,如体温、血压异常及时汇报医师。⑥术前 15 分钟肌内注射巴曲酶 1 000 U,维生素 K_1 10 mg,护送患者赴消融治疗室。

4)手术室护士准备。①药品准备:术前准备麻醉、镇静、镇痛、止吐、止血等药物,急救设备和药品。②设备和材料:准备好吸氧装置、心电监护;备好磁兼容设备及耗材。手术室配备吸氧、吸痰装置,备有简易呼吸器、胸腔闭式引流包等。

5)医师准备。①病理检查:为明确诊断,建议行病灶穿刺活检病理检查。②制订消融方案:术前根据患者病情和医院条件进行讨论分析,选择适宜的引方式、消融治疗仪及消融治疗极,确定穿刺点、进针路径及布针方案。③术前与患者及家属充分沟通,签署手术知情同意书。

2.护理配合

(1)手术室护士与病房护士进行详细交接,确认患者身份,核对患者基本信息。

(2)局麻患者根据病灶部位协助其取合适体位(仰卧或俯卧),既要方便治疗,又要使患者舒适安全。嘱患者不能自行改变体位、注意平静呼吸;连接好心电监护,观察患者血氧饱和度情况。

(3)手术室护士对患者进行压疮评估,评分≤18提示患者有发生压疮的危险,建议采取保护性预防措施,如局部敷贴皮肤保护膜。

(4)协助医师进行皮肤消毒、铺无菌巾。

(5)手术治疗过程中应询问患者有无不适之处,注意患者面部表情变化,鼓励患者,除其焦虑情绪,以便能够顺利完成手术。

3.术后护理

(1)术后常规护理:具体内容如下。

1)卧位护理。①局麻患者术后平卧至少6小时,6小时后可在床上做翻身、半卧等少量简单活动,24小时以后方可下床活动,指导患者待病情稳定后尽早下床做轻微活动,促进其血液循环,防止并发症的发生。②全麻患者去枕平卧6小时,头偏向一侧,备好吸引器,保持呼吸道通畅;做好呼吸道管理,保持呼吸道通畅,遵医嘱氧气吸入,协助翻身拍背;术后6小时患者生命体征平稳后可取半卧位,24小时后如无异常可在床边少量活动。③生命体征观察:责任护士按护理常规或医嘱监测生命体征,护理记录单详细、及时、准确记录;患者返回病房即给予心电监护,严密观察生命体征及血氧饱和度情况。

2)饮食指导。①术后常规禁食、水2小时;2小时后可进水,鼓励患者多饮水,促进术中造影剂的排泄,减少对肾脏的损害。②6小时后病情稳定可改为半流质饮食,24小时后恢复正常。③患者术后卧床时间较长,易引起便秘、腹胀,应多食含纤维素高的食品,并鼓励多饮水;指导患者饮食以高蛋白、高热量、清淡易消化食物为主,进行营养支持。

3)消融术后综合征的处理:消融术后综合征包括低度发热、寒战、肌痛、延迟性疼痛、恶心呕吐等,一般于术后3天内出现。持续5天左右,并多于术后10天内消失,原因可能为机体对消融所致坏死组织及其所释放的细胞因子的炎性反应。①胃肠道反应:表现为恶心呕吐,遵医嘱给予甲氧氯普胺、托烷司琼等中枢镇吐药对症治疗,并给予泮托拉唑钠常规静脉滴注抑制胃酸保护胃黏膜。②发热:主要为肿瘤坏死引起的吸收热及肿瘤周围组织出现的炎性反应所致,可预防性使用抗生素。每天为患者测体温 4 次,必要时给予物理及药物降温。如果体温＞38.5 ℃应除外脓肿形成。告知患者术后发热是由于肿瘤组织坏死吸收引起,安抚患者情绪;加强皮肤护理,汗湿后及时为患者更换衣物及床单,注意保暖,鼓励患者多饮水。一般高热持续 1 周,给予对症治疗。③腹痛:常见原因为出血、胆囊炎及近肝被膜肿瘤消融治疗后肿瘤坏死所致的局限性腹膜炎。只要无外科急腹症指征,一般常用药物为吗啡、哌替啶、布桂嗪、芬太尼贴止痛治疗并严密观察药物的不良反应。

4)掌握肿瘤专科护理指标,及时发现异常并采取措施:患者回病房后,责任护士及时向医师了解术中情况,有无气胸、出血、冻伤等并发症发生。做好患者心理护理,并与其家属做好沟通工作,缓解患者急于知道手术效果的焦虑心理。

(2)术区护理:治疗结束后手术室护士与病房护士详细交接患者情况,观察手术皮肤视野,有无渗血、渗液及烫伤;如发现烫伤,对面积、数量、周围组织情况进行记录;返回病房后提供宽松病服,保持局部皮肤干燥,减少物理性刺激;局部如有水疱,较小的水疱无须处理,2～3 周后自行吸收干枯结痂,脱落后创面可愈合;较大水疱经消毒后予以无菌注射器将泡液抽出,无菌敷料覆盖。

(3)常见并发症的护理:局部消融引起的并发症按照严重程度分为轻度及重度。按照发生时间分为即刻并发症、围术期并发症及迟发并发症。

1)疼痛:一般在术中及术后 1～2 天出现,持续时间很少超过 1 周。轻度疼痛不需要特别处理;中、重度疼痛在排除急腹症等原因的前提下给予镇静、镇痛处理。

护理措施:同本节手术治疗的护理相应部分。

2)胆心反射:手术刺激胆道系统引起迷走神经兴奋导致的冠脉痉挛和心功能障碍,表现为心动过缓,可伴血压下降、心律失常、心肌缺血,甚至发生心室纤颤或心脏停搏。疼痛也可引起迷走神经兴奋,造成心动过缓。

护理措施:即刻停止消融治疗,静脉注射阿托品;对血压下降、心律失常、心脏停搏患者给予相应的急诊抢救治疗。对肿瘤邻近胆囊、胆管的患者,术前可应用阿托品 0.5 mg 静脉注射降低迷走神经兴奋性;应用镇静、镇痛药,控制疼痛;RFA 及 MWA 可从小功率开始,逐渐调至预定参数。

3)心脏压塞:引导针、消融治疗极穿刺时误伤心包。

护理措施:①少量心包积液(＜100 mL):即刻停止消融治疗,做好心包穿刺引流准备等;②中量以上心包积液(＞100 mL):急诊行心包穿刺引流和相应抢救治疗。密切观察病情变化,进入急诊抢救状态。

4)肝脓肿:消融治疗区组织液化坏死继发感染或消融区形成胆汁瘤继发感染。

护理措施:及时行经皮脓肿引流及抗感染治疗。严格无菌操作。对有感染危险因素(糖尿病、十二指肠乳头切开术后等)及消融体积较大的患者可预防性应用抗生素。

5)肝包膜下血肿、腹腔出血:肝包膜、肝实质撕裂,肿瘤破裂、血管损伤、针道消融不充分等。

护理措施:严密监测患者生命体征,少量出血保守治疗;动脉性活动性出血同时行动脉栓塞或消融止血;对有失血性休克的患者积极抗休克治疗,必要时手术探查止血。护理人员尤其要关注患者对疼痛的描述,如持续性疼痛、止痛药物效果不佳时应警惕有活动性出血,及时通知医师予以相应处理。

6)气胸:穿刺时损伤脏层胸膜或肺组织。

护理措施:少量气胸保守治疗,中至大量气胸穿刺抽吸气体或胸腔闭式引流。

7)胸腔积液:邻近膈肌肿瘤消融治疗后导致胸膜组织膈肌损伤,消融后坏死组织刺激胸膜,坏死组织液化或胆脂瘤直接破入胸膜腔。

护理措施:少量胸腔积液保守治疗,中至大量胸腔积液行穿刺抽吸或引流。

(四)CT引导冷冻消融治疗肝癌的护理

1.术前评估与准备

(1)护理评估:与肝癌射频消融相同。

(2)术前访视:向患者及家属讲明冷冻消融的目的,术中注意事项;消融过程中一个循环所需时间,术中需要患者配合的要点等。向患者介绍治愈成功的病例,以此来增加患者对介入治疗的信心,取得患者的信任,以最好的状态来配合手术。

(3)术前指导:局麻患者告知其手术过程中配合操作的重要性,指导并训练患者屏气及平静呼吸等动作,确保进针路径与肿瘤位置关系相对一致;全麻患者告知其胃肠道准备的重要性;同时还应告知患者手术大概需要的时间、手术体位等,以取得患者的理解、合作。

(4)术前准备:同MRI引导射频消融治疗肝癌的术前准备。

2.护理配合

(1)手术室护士与病房护士进行详细交接,确认患者身份,核对患者基本信息。

(2)局麻患者根据病灶部位协助其取合适体位(仰卧或俯卧),既要方便治疗,又要使患者舒适安全。嘱患者不能自行改变体位、注意平静呼吸;连接好心电监护,观察患者血氧饱和度情况。

(3)手术室护士对患者进行压疮评估,评分≤18提示患者有发生压疮的危险,建议采取保护性预防措施,如局部敷贴皮肤保护膜。

(4)协助医师进行皮肤消毒、铺无菌巾。

(5)手术治疗过程中应询问患者有无不适之处,注意患者面部表情变化。如患者出现恶心、面色苍白、寒战、体温降低、心律失常、血压下降、呼吸困难等冷休克表现,应立即通知医师暂停消融,进行抗休克紧急处理。

(6)对于靠近体表肿瘤,冷冻消融过程中针杆与皮肤表面接触易造成冻伤,可采用装有45℃温盐水的一次性无菌手套置于针杆周围保护皮肤。或用纱布保护周围组织,避免冻伤。

3.术后护理

(1)术后常规护理:与肝癌射频消融相同。

(2)并发症护理。①冷休克:当肿瘤靠近大血管或冷冻范围较大,有可能导致患者发生冷休克,因此,术前应在CT检查床上提前铺好保温毯并调节温度在37~39℃,密切观察患者生命体征,一旦患者出现恶心、面色苍白、寒战、肢体温度低、脉搏细速、心律失常、血压下降、呼吸困难等冷休克表现,应及时进行保护及抗休克治疗。②出血:因冷冻消融结束后无法对针道进行消融,出血的发生率高于射频消融及微波消融,因此,术后需密切观察生命体征变化,重点观察血压、心率变化以及患者对疼痛的主诉,遵医嘱急查血常规,必要时急诊行CT检查,应用止血药。③皮肤冻伤:对于靠近体表的肿瘤,穿刺针与皮肤表面接近,冷冻消融过程中易出现冻伤。患处皮肤给予安尔碘局部消毒,硫酸镁表面湿敷,无菌纱布包扎,根据损伤程度,选择更换敷料次数。可用钾离子抑制剂及磺胺嘧啶银等喷涂患处促进伤口愈合,包扎时采用半暴露包扎法,使患处皮肤保持清洁干燥。并在患处皮肤做好标记,观察伤口愈合情况。做好相应护理记录。保持床单及衣物清洁干燥,翻身活动时注意保护患处免受摩擦。④反应性胸腔积液:部分肿瘤靠近膈顶的患者,冰球刺激膈肌和胸膜,易导致少量胸腔积液。多数患者治疗后都有少至中等量的胸腔积液,多可自行吸收,10%左右需要行胸腔引流。应嘱患卧床休息,采用患侧体位。

(五)CT引导化学消融治疗肝癌的护理

1.术前评估与准备

(1)护理评估:与肝癌射频消融相同。

（2）术前访视：询问患者有无乙醇、碘油过敏史，向患者详细讲述化学消融的原理、注意事项、术中及术后可能出现的症状、并发症及处理措施。

（3）术前指导：局麻患者告知其手术过程中配合操作的重要性，指导并训练患者屏气及平静呼吸等动作，确保进针路径与肿瘤位置关系相对一致；同时还应告知患者手术大概需要的时间、手术体位等，以取得患者的理解、合作。

（4）术前准备：同 MRI 引导射频消融治疗肝癌的术前准备。

2.护理配合

（1）患者提前进入消融手术室，手术室护士与病房护士进行详细交接，确认患者身份，核对患者基本信息。

（2）局麻患者根据病灶部位协助其取合适体位（仰卧或俯卧），既要方便治疗，又要使患者舒适安全。嘱患者不能自行改变体位、注意平静呼吸；连接好心电监护，观察患者血氧饱和度情况。

（3）协助医师进行皮肤消毒、铺无菌巾。

（4）手术开始需要密切观察患者意识、面部表情变化、生命体征、保持呼吸道通畅，与患者沟通交流，询问有无不适之处，评估患者的耐受情况，发现问题及时汇报，及时处理。保证手术顺利，安全进行。

（5）嘱患者深吸气后屏气，手术医师根据将穿刺针依确定的方向刺入直到标记的深度，CT 扫描确定针尖的确切位置。当穿刺针到达肝肿瘤内，拔出针芯见无回血后，护士协助术者抽吸无水乙醇和碘油，术者把吸好的无水乙醇、碘油混合液缓慢地注入肝肿瘤内，再进行 CT 扫描，在 CT 荧屏上可见药物在肿瘤内弥散，术者根据药物在肿瘤内弥散充盈情况调整穿刺方向及平面，反复多方向穿刺注药。术中注意无水乙醇引起的毒副作用，如头晕、头痛、烧灼感、面色潮红、恶心呕吐等；注意碘油引起的变态反应。有异常，及时报告医师，及时处理。

（6）患者可因注射药物引起瘤内压力增高而致无水乙醇等化学物质外溢或沿针道流入腹腔，刺激肝被膜、腹膜或进入毛细血管、毛细胆管而引起明显疼痛、恶心、呕吐等；因此在注射药物后应严密观察患者的生命体征及疼痛、恶心、呕吐等不良反应，必要时给予止痛、止吐等对症处理。注意患者有无出现心悸、面部潮红、血压上升等乙醇过敏表现，同时注意患者有无疼痛等治疗反应，并给予患者安慰、鼓励等心理疏导，一般 10～30 分钟后上述症状即可逐渐减弱至消失；疼痛明显时给予局部麻醉，必要时可肌内注射或静脉给予镇静、镇痛药物。

(7)药物注射完毕,插入针芯,稍停数秒后,将针尖拔至肿瘤边缘,再停数秒,继续退针至肝包膜1~1.5 cm处,CT扫描无药物返溢后,将针完全拔出。拔出穿刺针,常规消毒穿刺点,用无菌纱布覆盖穿刺口,用手轻轻压迫15~20分钟后见无回血包扎伤口。

3.术后护理

(1)常规护理。①术后平卧并给予心电监护12小时,如无异常即可鼓励患者下床,适当活动以减轻腹胀感;鼓励患者腹式呼吸以减轻局部粘连;鼓励患者多饮水促进代谢;指导患者进食高蛋白、高热量、高纤维、低脂肪食物,以减轻肝脏负担及促进排便。②术后部分患者会出现发热及疼痛,对他们要给予更多的关心,并且耐心向患者解释这是正常的术后反应,一般3~7天后即可消失,同时可遵医嘱给予必要的对症治疗。

(2)并发症护理。

1)肝损害:肝肿瘤化学消融所致肝损害原因为单次注入药物的剂量过大或短期内多次治疗导致肝脏负荷过重。

护理措施:①鼓励患者多食高蛋白、高热量、高纤维素、低脂易消化食物,宜少食多餐;②术后卧床休息,注意保肝治疗,监测肝功能和测量腹围;③观察患者有无明显的腹胀、尿少等,准确记录24小时尿量并监测电解质情况;④术后1~3天常规给予抗生素,观察患者体温的变化,一旦发生肝脓肿,可在B超引导下穿刺引流,对脓液进行细菌培养和药敏试验,选用敏感的抗生素。

2)无水乙醇过敏:对乙醇过敏者,应用无水乙醇进行肝肿瘤消融时可发生变态反应,患者可有面色潮红、嗜睡、四肢无力等醉酒样表现。一般10~30分钟后上述症状可逐渐减缓至消失,多无须处理。严重者按照乙醇中毒处理,积极给予扩容、利尿、对症治疗。因此治疗前应详细询问患者有无乙醇过敏史,对于初次治疗的患者,首次剂量不宜过大,并在治疗开始时从小剂量开始,观察患者无变态反应后再继续进行治疗。

3)血管及胆管损伤:多因注射药物引起瘤内压力增高而致化学药物外溢并进入小血管及胆管而引起血管及胆管损伤,少部分因穿刺针直接刺入小胆管及血管所致。因此注射药物时应缓慢推注,防止压力过高导致药物外溢;较大肿瘤应行多点穿刺注药治疗,避免单点加压注药。此外每次注药应先回抽,防止穿刺针位于小胆管或血管内,开始治疗时宜先注入少量药物后进行扫CT扫描,确定药物在肝实质内后再行注药治疗并间断进行CT扫描观察药物在肿瘤内的浸润情况,防止药物应用过量。

十一、健康教育

(一)疾病指导

注意防治肝炎,不吃霉变食物、饮用安全水。有肝炎、肝硬化病史者和肝癌高发地区人群,应定期做 AFP 检测或 B 超检查,以期早期发现,早期诊断及治疗。

(二)休息与活动

术后 3 个月内保证充分休息,避免重体力活动或过度劳累,注意劳逸结合,进行适当锻炼,如散步、慢跑;保持情绪稳定和心情愉快,避免精神紧张和情绪激动。

(三)饮食指导

进食高热量、优质蛋白质、富含维生素和纤维素的食物。食物以清淡、易消化为宜。若有腹水、水肿,应控制水和食盐的摄入量,如有肝性脑病征象或血氨升高,应限制蛋白质摄入。

(四)用药指导

指导患者按医嘱服用抗病毒及保肝药物,服用抗病毒药必须按时坚持服用,不能随便中断。避免使用损害肝功能的药物。

(五)自我观察与复查

定期复诊,第 1 年每 1~2 个月复查 AFP、胸片和 B 超检查 1 次,必要时行 CT 检查。若患者出现发热、水肿、体重减轻、出血倾向,黄疸和乏力等症状及时就诊,以便早期发现临床复发或转移。

十二、护理评价

(1)患者是否疼痛减轻或无痛。

(2)患者营养状况是否改善,体重得以维持或增加。

(3)患者情绪是否稳定,积极配合治疗。

(4)患者有无发生并发症或并发症是否被及时发现与处理。

第四节 门静脉高压症

门静脉的正常压力是 $1.3 \sim 2.4$ kPa($1\ 324$ cmH$_2$O),当门静脉血流受阻、血液淤滞时,压力2.4 kPa(24 cmH$_2$O)时,称为门静脉高压症,临床上常有脾大及脾功能亢进、食管胃底静脉曲张破裂出血、腹水等一系列表现。

门静脉主干由肠系膜上、下静脉和脾静脉汇合而成。门静脉系统位于两个毛细血管网之间,一端是胃、肠、脾、胰的毛细血管网,另一端连接肝小叶内的肝窦。门静脉流经肝脏的血液约占肝血流量的75%,肝动脉供血约占25%,由此可见肝脏的双重供血以门静脉供血为主。门静脉内的血含氧量较体循环的静脉血高,故门静脉对肝的供氧几乎和肝动脉相等。此外门静脉系统内无控制血流方向的静脉瓣,与腔静脉之间存在4个交通支:①胃底、食管下段交通支;②直肠下段、肛管交通支;③前腹壁交通支;④腹膜后交通支。这些交通支中,最主要的是胃底、食管下段交通支,上述交通支在正常情况下都很细小,血流量很少。

门静脉血液淤滞或血流阻力增加均可导致门脉高压,但以门静脉血流阻力增加更为常见。按阻力增加的部位,可将门静脉高压症分为肝前、肝内和肝后3型。在我国肝内型多见,其中肝炎后肝硬化是引起门静脉高压症的常见病因;但在西方国家,酒精性肝硬化是门脉高压最常见的原因。由于增生的纤维束和再生的肝细胞结节挤压肝小叶内的肝窦,使其变窄或闭塞,导致门静脉血流受阻,其次由于位于肝小叶间汇管区的肝动脉小分支和门静脉小分支之间的许多动静脉交通支大量开放,引起门静脉压力增高。肝前型门静脉高压症的常见病因是肝外门静脉血栓形成(脐炎、腹腔内感染、胰腺炎、创伤等)、先天畸形(闭锁、狭窄或海绵样变等)和外在压迫。肝前型门静脉高压症患者肝功能多正常或轻度损害,预后较好。肝后型门静脉高压症常见病因包括Budd-Chiari综合征、缩窄性心包炎、严重右心衰竭等。

一、护理评估

(一)健康史

应注意询问患者有无肝炎病史、酗酒、血吸虫病病史。既往有无出现肝昏迷、上消化道出血的病史,及诱发的原因。对于原发病是否进行治疗。

(二)身体状况

1.脾大、脾功能亢进

脾大程度不一,早期质软、活动,左肋缘下可扪及;晚期,脾内纤维组织增生而变硬,活动度减少,左上腹甚至左下腹可扪及肿大的脾脏并能出现左上腹不适及隐痛、胀满,常伴有血白细胞、血小板数量减少,称脾功能亢进。

2.侧支循环建立与开放

门静脉与体静脉之间有广泛的交通支,在门静脉高压时,为了使淤滞在门静脉系统的血液回流,这些交通支大量开放,经扩张或曲张的静脉与体循环的静脉发生吻合而建立侧支循环。主要表现有三点。①食管下段与胃底静脉曲张:最常见,出现早,一旦曲张的静脉破裂可引起上消化道大出血,表现为呕血和黑便,是门静脉高压症最危险的并发症。由于肝功能损害引起凝血功能障碍,加之脾功能亢进引起的血小板减少,因此出血不易自止。②脐周围的上腹部皮下静脉曲张。③直肠下、肛管静脉曲张形成痔。

3.腹水

腹水是由于门静脉压力增高,使门静脉系统毛细血管床滤过压增高;同时肝硬化引起的低蛋白血症,造成血浆胶体渗透压下降;及淋巴液生成增加,使液体从肝表面、肠浆膜面漏入腹腔形成腹水。此外,由于中心血流量减少,刺激醛固酮分泌过多,导致水、钠潴留而加剧腹水形成。

4.肝性脑病

门静脉高压症时由于门静脉血流绕过肝细胞或肝实质细胞功能严重受损,导致有毒物质(氨、硫醇、γ-氨基丁酸)不能代谢与解毒而直接进入体循环,从而对脑产生毒性作用并出现精神综合征,称为肝性脑病,是门静脉高压的并发症之一。肝性脑病常因胃肠道出血、感染、大量摄入蛋白质、镇静药物、利尿剂而诱发。

5.其他

可伴有肝大、黄疸、蜘蛛病、肝掌、男性乳房发育、睾丸萎缩等。

(三)心理-社会状况

患者因反复发作、病情逐渐加重、面临手术、担心出现严重并发症和手术后的效果而有恐惧心理。另外由于治疗费用过高,长期反复住院治疗,及生活工作严重受限产生长期的焦虑情绪。

(四)辅助检查

1.血常规

脾功能亢进时,血细胞计数减少,以白细胞计数降至 $3\times10^9/L$ 和血小板计数至 $(70\sim80)\times10^9/L$ 最为明显。出血、营养不良、溶血、骨髓抑制都可引起贫血。

2.肝功能检查

常有血浆清蛋白降低,球蛋白增高,白、球比例倒置;凝血酶原时间延长;还应做乙型肝炎病原学和甲胎蛋白检查。

3.食管吞钡 X 线检查

在食管为钡剂充盈时,曲张的静脉使食管及胃底呈虫蚀样改变,曲张的静脉表现为蚯蚓样或串珠状负影。

4.腹部超声检查

可显示腹水、肝密度及质地异常、门静脉扩张。

5.腹腔动脉造影的静脉相或直接肝静脉造影

可以使门静脉系统和肝静脉显影,确定静脉受阻部位及侧支回流情况,还可以为手术提供参考资料。

(五)治疗要点

外科治疗门静脉高压症主要是预防和控制食管胃底曲张静脉破裂出血。

1.食管胃底曲张静脉破裂出血

主要包括非手术治疗和手术治疗。

(1)非手术治疗。①常规处理:绝对卧床休息,立即建立静脉通道,输液、输血扩充血容量;维持呼吸道通畅,防止呕吐物引起窒息或吸入性肺炎。②药物止血:应用内脏血管收缩药,常用药物有垂体后叶素、特利加压素和生长抑素。③内镜治疗:经纤维内镜将硬化剂直接注入曲张静脉,使之闭塞及黏膜下组织硬化,达到止血和预防再出血目的。④三腔管压迫止血:利用充气的气囊分别压迫胃底和食管下段的曲张静脉,达到止血目的。⑤经颈静脉肝内门体分流术:采用介入放射方法,经颈静脉途径在肝内静脉与门静脉主要分支间建立通道,置入支架以实现门体分流。主要适用于药物和内镜治疗无效、肝功能差不宜急诊手术的患者,或等待肝移植的患者。

(2)手术治疗:上述治疗无效时,应采用手术治疗,多主张行门-奇静脉断流术,目前多采用脾切除加贲门周围血管离断术;若患者一般情况好,肝功能较好的可行急诊分流术。血吸虫性肝硬化并食管胃底静脉曲张且门脉压力较高的,主张行分流术常用术式有门静脉-下腔静脉分流术,脾-肾静脉分流术。

2.严重脾大,合并明显的脾功能亢进

多见于晚期血吸虫病,也见于脾静脉栓塞引起的左侧门静脉高压症。这类患者单纯脾切除术效果良好。

3.肝硬化引起的顽固性腹水

有效的治疗方法是肝移植。其他方法包括 TIPS 和腹腔-上腔静脉转流术。

4.肝移植

已成为外科治疗终末期肝病的有效方法,但供肝短缺,终身服用免疫抑制药的危险,手术风险,及费用昂贵,限制了肝移植的推广。

二、护理诊断及合作性问题

(一)焦虑或恐惧

焦虑或恐惧与担心自身疾病的愈后不良,环境改变,对手术效果有疑虑,害怕检查、治疗有关。

(二)有窒息的危险

窒息与呕吐、咯血和置管有关。

(三)体液不足

体液不足与呕吐、咯血、胃肠减压、不能进食有关。

(四)营养失调

营养失调与摄入低于人体需要量有关。

(五)潜在并发症

上消化道大出血、肝性脑病。

三、护理目标

患者无焦虑和恐惧心情,无窒息发生,能得到及时的营养补充,肝功能及全身营养状况得到改善,体液平衡得到维持,无上消化道大出血、肝性脑病等并发症发生。

四、护理措施

(一)非手术治疗及术前护理

1.心理护理

通过谈话、观察等方法,及时了解患者心理状态,医护人员要针对性地做好解释及思想工作,多给予安慰和鼓励,使之增强信心、积极配合,以保证治疗和护理计划顺利实施。对急性上消化道大出血患者,要专人看护,关心体贴。工作中要冷静静沉着,抢救操作应娴熟,使患者消除精神紧张和顾虑。

2.注意休息

术前保证充分休息,必要时卧床休息。可减轻代谢方面的负担,能增进肝血流量,有利于保护肝功能。

3.加强营养,采取保肝措施

(1)给低脂、高糖、高维生素饮食,一般应限制蛋白质饮食量,但肝功尚好者可给予富含蛋白质饮食。

(2)营养不良、低蛋白血症者静脉输给支链氨基酸、人血清蛋白或血浆等。

(3)贫血及凝血机制障碍者可输给鲜血,肌内注射或静脉滴注维生素 K。

(4)适当使用肌苷、辅酶 A、葡萄糖醛酸内脂等保肝药物,补充 B 族维生素、维生素 C、维生素 E,避免使用巴比妥类、盐酸氯丙嗪、红霉素等有害肝功能的药物。

(5)手术前 3～5 天静脉滴注 GIK 溶液(即每天补给葡萄糖200～250 g,并加入胰岛素及氯化钾),以促进肝细胞营养储备。

(6)在出血性休克及合并较重感染的情况下应及时吸氧。

4.防止食管胃底曲张静脉破裂出血

避免劳累及恶心、呕吐、便秘、咳嗽等使腹内压增高的因素;避免干硬食物或刺激性食物(辛辣食物或酒类);饮食不宜过热;口服药片应研成粉末冲服。手术前一般不放置胃管,必要时选细软胃管充分涂以液状石蜡,以轻巧手法协助患者徐徐吞入。

5.预防感染

手术前 2 天使用广谱抗生素。护理操作要遵守无菌原则。

6.分流手术前准备

除以上护理措施外,手术前 2～3 天口服新霉素或链霉素等肠道杀菌剂及甲硝唑,减少肠道氨的产生,防止手术后肝性脑病;手术前 1 天晚清洁灌肠,避免手术后肠胀气压迫血管吻合口;脾-肾静脉分流术前要检查明确肾功能正常。

7.食管胃底静脉曲张大出血三腔管压迫止血的护理

(1)准备:置管前先检查三腔管有无老化、漏气,向患者解释放置三腔管止血的目的、意义、方法和注意事项,以取得患者的配合;将食管气囊和胃气囊分别注气约 150 mL 和 200 mL,观察后气囊是否膨胀均匀、弹性良好,有无漏气,然后抽空气囊,并分别做好标记备用。

(2)插管方法:管壁涂液体石蜡,经患者一侧鼻孔或口腔轻轻插入,边插边嘱患者做吞咽动作,直至插入 50～60 cm;用注射器从胃管内抽得胃液后,向胃气囊注入 150～200 mL 空气,用止血钳夹闭管口,将三腔管向外提拉,感到不再被拉出并有轻度弹力时,利用滑车置在管端悬以0.5 kg重物做牵引压迫。然后抽取胃液观察止血效果,若仍有出血,再向食管气囊注入 100～150 mL空气以压迫食管下端。置管后,胃管接胃肠减压器或用生理盐水反复灌洗,观察胃内有无新鲜血液吸出。若无出血,同时脉搏、血压渐趋稳定,说明出血已得到控制;反之,表明三腔管压迫止血失败。

（3）置管后护理。①患者半卧位或头偏向一侧，及时清除口腔、鼻咽腔分泌物，防止吸入性肺炎。②保持鼻腔黏膜湿润，观察调整牵引绳松紧度，防止鼻黏膜或口腔黏膜长期受压发生糜烂、坏死；三腔管压迫期间应每 12 小时放气 10～20 分钟，使胃黏膜局部血液循环暂时恢复，避免黏膜因长期受压而糜烂、坏死。③观察、记录胃肠减压引流液的量、颜色，判断出血是否停止，以决定是否需要紧急手术；若气囊压迫 48 小时后，胃管内仍有新鲜血液抽出，表明压迫止血无效，应紧急手术止血。④床旁备剪刀，若气囊上移阻塞呼吸道，可引起呼吸困难甚至窒息，应立即剪断三腔管。⑤拔管：三腔管放置时间不宜超过 3～5 天，以免食管、胃底黏膜长时间受压而缺血、坏死。气囊压迫 24 小时如出血停止，可考虑拔管。放松牵引，先抽空食管气囊、再抽空胃气囊，继续观察 12～24 小时，若无出血，让患者口服液体石蜡 30～50 mL，缓慢拔出三腔管；若再次出血，可继续行三腔管压迫止血或手术。

(二)术后护理

（1）观察病情变化：密切注视有无手术后各种并发症的发生。

（2）防止分流术后血管吻合口破裂出血，48 小时内平卧位或 15°低半卧位；翻身动作宜轻柔；一般手术后卧床 1 周，做好相应生活护理；保持排尿排便通畅；分流术后短期内发生下肢肿胀，可予适当抬高。

（3）防止脾切除术后静脉血栓形成，手术后 2 周内定期或必要时隔天复查 1 次血小板计数，如超过 600×10^9/L 时，考虑给抗凝处理，并注意用药前后凝血时间的变化。脾切除术后不再使用维生素 K 及其他止血药物。

（4）饮食护理，分流术后应限制蛋白质饮食，以免诱发肝性脑病。

（5）加强护肝，警惕肝性脑病：遵医嘱使用高糖、高维生素、能量合剂，禁用有损肝功能的药物。对分流术后患者，特别注意神志的变化，如发现有嗜睡、烦躁、谵妄等表现，警惕是肝性脑病发生，及时报告医师。

(三)健康指导

指导患者保持心情乐观愉快，保证足够的休息，避免劳累和较重体力劳动；禁忌烟酒、过热、刺激性强的食物；按医嘱使用护肝药物，定期来医院复查。

五、护理评价

患者有无焦虑和恐惧心情，有无窒息发生，能否得到及时的营养补充，肝功能及全身营养状况是否得到改善，体液平衡是否得到维持，有无上消化道大出血、肝昏迷等并发症发生。

第五节　大　肠　癌

一、疾病概述

(一)概念

大肠癌是消化道最常见的恶性肿瘤之一,包括结肠癌及直肠癌。结肠癌以41～50岁发病率最高,近年来结肠癌在世界范围内的发病率呈明显上升且有多于直肠癌的趋势,而直肠癌的发病率基本稳定。大肠癌的发病率随年龄的增加而逐步上升,尤其以60岁以后大肠癌的发病率及病死率均显著增加。在我国,直肠癌比结肠癌发病率略高,比例为(1.2～1.5)∶1;中低位直肠癌所占直肠癌比例高,约为70%;青年人(<30岁)比例较高,占12%～15%。

(二)相关病理生理

1.大体分型

(1)隆起型:肿瘤主体向肠腔内突出,呈结节状、菜花状或息肉状隆起,大的肿块表面易发生溃疡。此型恶性程度较低,预后最好。

(2)溃疡型:最为常见。肿瘤中央形成较深的溃疡,溃疡底部深达或超过肌层。此型转移早,恶性程度高。

(3)浸润型:肿瘤沿肠壁各层呈浸润生长,易引起肠腔狭窄、梗阻。此型转移早,预后最差。

2.组织学分型

主要有腺癌、黏液癌、未分化癌。其中腺癌最多见,未分化癌预后最差。

3.转移途径

大肠癌可通过直接浸润、淋巴转移、血行转移和种植转移4种途径扩散和转移。其中淋巴转移是大肠癌最常见的转移途径。

4.临床病理分期

目前常用的是国际抗癌联盟(UICC)和美国肿瘤联合会(AJCC)于2003年修改的TNM分期及我国1984年提出的Dukes改良分期,以后者更为简化,应用方便。Dukes改良分期法如下。

(1)A:癌肿局限于肠壁,3个分期A1(癌肿侵及黏膜或黏膜下层),A2(癌肿侵及肠壁浅肌层),A3(癌肿侵及肠壁深肌层)。

(2)B:癌肿穿透肠壁或侵及肠壁外组织,尚能整块切除,无淋巴转移。

(3)C:癌肿侵及肠壁任何一层,但有淋巴转移。

(4)D:有远处转移或腹腔转移或广泛浸润,侵及邻近脏器。

(三)病因与诱因

大肠癌的确切病因尚不清楚,根据流行病学调查和临床观察发现与下列因素有关。

1.饮食习惯

大肠癌的发生与高脂肪、高蛋白和低纤维饮食有一定相关性;此外,过多摄入腌制及油煎炸食品可增加肠道中致癌物质,诱发大肠癌;而维生素、微量元素及矿物质的缺乏均可能增加大肠癌的发病概率。

2.遗传因素

10%～15%的大肠癌患者为遗传性结直肠肿瘤,常见的有家族性腺瘤性息肉病及遗传性非息肉病性结肠癌,在散发性大肠癌患者家族成员中,大肠癌的发病率高于一般人群。

3.癌前病变

多数大肠癌来自腺瘤癌变,其中以绒毛状腺瘤及家族性肠息肉病癌变率最高;而近年来大肠的某些慢性炎症改变,如溃疡性结肠炎、克罗恩病及血吸虫性肉芽肿也已被列为癌前病变。

(四)临床表现

早期多无症状或症状不明显,随病程的发展与病灶的增大,至中晚期可出现一系列症状。

1.结肠癌

(1)排便习惯和粪便性状改变:是结肠癌最早出现的症状,多表现为排便次数增加,腹泻、便秘交替出现,粪便中带血、脓或黏液。

(2)腹痛:也是早期症状之一,常为定位不确切的持续性隐痛,或仅为腹部不适、腹胀感。出现肠梗阻时腹痛加重或为阵发性绞痛。

(3)腹部包块:以右半结肠癌多见,位于横结肠或乙状结肠的癌肿可有一定的活动度。若癌肿穿透肠壁并发感染,可表现为固定压痛的肿块。

(4)肠梗阻:一般属晚期症状。多表现为腹胀、便秘、腹部胀痛或阵发性绞痛等慢性不完全性肠梗阻征象,当发生完全性肠梗阻时,症状加剧。

(5)全身症状:贫血、消瘦、乏力和低热等。晚期可有肝大、黄疸、水肿、腹水、锁骨上淋巴结肿大及恶病质等。

由于癌肿的病理分型和生长部位不同,左侧结肠癌和右侧结肠癌的临床表现存在差异。①左半结肠:由于肠腔较小,肿瘤多呈浸润生长,易使肠腔狭窄,加之粪便在肠腔已经成形,故主要是肠梗阻症状。当肿瘤破溃时,粪便表面可染有鲜血或黏液。由于症状出现较早,患者往往就诊早,没有出现明显的贫血、消瘦等。②右半结肠:肠腔较大,肿瘤多突出于肠腔,呈肿块型;粪便稀薄,患者可有腹胀、便秘交替出现,排便不困难,有便血,肉眼不易看出。因症状不明显,右半结肠癌不易被早期发现,患者往往有明显贫血、乏力、消瘦、腹部肿块时才就诊。

2.直肠癌

(1)直肠刺激症状:癌肿刺激直肠产生频繁便意,引起排便习惯改变,里急后重,有排便不尽感,晚期可有下腹痛。

(2)黏液血便:为直肠癌最常见的早期症状。80%～90%患者可发现便血,癌肿破溃感染时,大便表面带血及黏液,甚至脓血便。

(3)肠腔狭窄症状:随癌肿增大,肠腔变窄,出现大便变形、变细。癌肿造成肠管部分梗阻时,出现腹胀、腹痛、排便困难等梗阻征象。

(4)转移症状:癌肿侵犯前列腺、膀胱,可发生尿频、尿痛;侵犯骶前神经则出现骶尾部疼痛;肝转移是出现腹水、肝大、黄疸、贫血、消瘦、水肿等恶病质表现。

(五)辅助检查

1.直肠指检

直肠指检是诊断直肠癌最简便而又最重要的检查方法。75%以上的直肠癌为低位,能在直肠指检时触及,可了解癌肿的部位、大小、范围、固定程度、与周围组织的关系。

2.大便潜血试验

可作为高危人群的初筛方法及普及手段。持续阳性者应行进一步检查。

3.内镜检查

内镜检查包括直肠镜、乙状结肠镜或纤维结肠镜检查,是诊断大肠癌最有效、可靠的方法。可在直视下肉眼做出诊断并可取活组织进行病理检查。

4.X线钡剂灌肠或气钡双重对比造影检查

X线钡剂灌肠或气钡双重对比造影检查是诊断结肠癌的重要方法,可明确癌肿范围,了解结肠其他部位有无病变,但对直肠癌的诊断意义不大。

5.血清癌胚抗原(CEA)测定

诊断特异性不高,主要用于监测大肠癌的预后、疗效和复发。

6.B超、CT检查

可帮助了解癌肿浸润肠壁的深度、周围淋巴结肿大情况以及有无肝内转移、侵犯邻近脏器等。

7.其他

女患者应做直肠阴道双合诊检查。男患者有泌尿系统症状时,应做膀胱镜检查,有利于了解癌肿浸润范围。

(六)治疗原则

手术切除是大肠癌的主要治疗方法,同时配合化疗、放疗等综合治疗可在一定程度上提高疗效。

1.非手术治疗

(1)放疗:放疗作为手术切除的辅助疗法有提高疗效的作用。术前放疗可提高手术切除率,降低术后复发率。术后放疗,可杀灭残留微小病灶,适用于晚期患者或局部复发者。

(2)化疗:化疗作为根治性手术的辅助治疗可提高5年生存率。给药途径有区域动脉灌注、门静脉给药、静脉给药、术后腹腔置管灌注、肠腔内化疗给药等。化疗方案包括以氟尿嘧啶为基础的联合用药。大量文献显示,Ⅲ期、Ⅳ期大肠癌患者应用新辅助化疗和术后辅助化疗疗效显著。

(3)中医中药治疗:利用中药补益气血、调理脏腑,配合手术后或化疗后治疗,以减轻毒副反应。

(4)局部治疗:对于不能手术切除且发生肠管缩窄的大肠癌患者,可局部放置金属支架扩张肠管;对直肠癌患者亦可用电灼、液氮冷冻和激光烧灼等治疗,以改善症状。

(5)其他:有基因治疗、分子靶向治疗、生物免疫治疗、干细胞研究等,但尚处于摸索阶段,疗效尚待评价。

2.手术治疗

(1)结肠癌根治性手术:手术切除范围应包括癌肿在内的足够的两端肠段,一般要求距肿瘤边缘10 cm,还包括所属系膜和区域淋巴结。①右半结肠切除术:适用于盲肠、升结肠、结肠肝曲癌。②横结肠切除术:适用于横结肠肿瘤。③左半结肠切除术:适用于横结肠脾曲、降结肠、乙状结肠癌肿。④乙状结肠切除术:根据肿瘤的位置调整切除范围。

(2)直肠癌根治性手术:手术切除范围包括癌肿、足够的两端肠段、受累器官的全部或部分、周围可能被浸润的组织及全直肠系膜。直肠癌根据其部位、大小、活动度、细胞分化程度等,手术方式各异。①局部切除术:适用于早期癌体小、局限于黏膜或黏膜下层、分化程度高的直肠癌。②腹会阴联合直肠癌根治术(Miles手术):适用于腹膜反折以下的直肠癌。乙状结肠近端在左下腹做永久性人工肛门。③经腹腔直肠癌切除术(Dixon手术):适用于癌肿下缘距肛缘5 cm以上的直肠癌,切除乙状结肠和直肠大部,做直肠和乙状结肠端端吻合,保留正常肛门。④经腹直肠癌切除、近端造口、远端封闭术(Hartmann手术):适用于一般情况差,不能耐受Miles手术或因急性肠梗阻不宜行Dixon手术的患者。

(3)大肠癌腹腔镜根治术:可减少创伤,减轻患者痛苦,减少术后并发症,加快愈合,且经远期随访研究认为其具备与传统手术相同的局部复发率及5年生存率,已逐步在临床推广使用,但对术者要求较高。

(4)姑息性手术:对癌症晚期、有远处转移,但局部肿瘤尚能切除者,可做癌肿所在肠段局部切除与肠吻合术。局部不能切除时,为解除梗阻,做梗阻近端与远端肠管端-侧或侧-侧吻合,或于梗阻近端做结肠造口术。

二、护理评估

(一)一般评估

1.生命体征(体温、脉搏、呼吸、血压)

癌肿晚期患者可有低热表现。

2.患者主诉

是否有排便习惯的改变;是否有腹泻、便秘、腹痛、腹胀、肛门停止排气排便等肠梗阻症状;是否有腹部包块;是否有直肠刺激症状;有无大便表面带血、黏液和脓液的情况;是否有大便变形变细;有无食欲减退、消瘦、贫血、乏力;有无淋巴结肿大、肿块大小、活动度和压痛程度。

3.相关记录

体重、饮食习惯、营养情况、有无烟酒、饮茶等嗜好、排便习惯、家族史、既往史等。

(二)身体评估

(1)视诊:无特殊。

(2)触诊:有无扪及肿块以及肿块大小、部位、硬度、活动度、有无局部压痛等;有无淋巴结肿大、肿块大小、活动及压痛程度。

（3）叩诊：无特殊。

（4）听诊：无特殊。

（5）直肠指诊：直肠癌癌肿与肛缘的距离、大小、硬度、形态及其与周围组织的关系。

（三）心理-社会评估

了解患者和家属对疾病的认识，患者是否接受手术的方式及理解手术可能导致的并发症；对结肠造口带来的生活不便和生理功能改变的心理承受能力；是否产生焦虑、恐惧、悲观和绝望心理；了解家庭对患者手术及进一步治疗的经济承受能力和支持程度等。

（四）辅助检查阳性结果评估

直肠指检、癌胚抗原测定、粪便隐血试验、影像学和内镜检查有无异常发现；有无重要器官功能检查结果异常及肿瘤转移情况等。

（五）治疗效果的评估

1.非手术治疗评估要点

非手术治疗是大肠癌综合治疗的一部分，有助于改善症状、提高手术切除率、控制转移和提高生存率。因此，非手术治疗时要注意评估患者是否出现化疗药物和放疗的毒副反应。

2.手术治疗评估要点

观察患者体温、脉搏、呼吸和血压有无变化；患者的营养状况是否能到维持或改善；观察患者腹部体征有无变化；引流管是否妥善固定，引流是否通畅，引流液的颜色、性质、量；切口的愈合情况等；术后有无发生切口感染、吻合口瘘、造口缺血坏死或狭窄及造口周围皮炎等并发症。

三、主要护理诊断/问题

（一）焦虑、恐惧或预感性悲哀

焦虑、恐惧或预感性悲哀与担心或害怕癌症、手术、化疗、结肠造口等影响生活、工作等有关。

（二）营养失调

低于机体需要量与癌肿慢性消耗、手术创伤、放化疗反应有关。

（三）自我形象紊乱

自我形象紊乱与行肠造口后排便方式改变有关。

(四)知识缺乏

缺乏手术有关的知识以及肠造口术后的护理知识。

(五)潜在并发症

(1)切口感染与手术污染、存留异物和血肿、引流不畅等有关。

(2)吻合口瘘与术中误伤、吻合口缝合过紧影响血供、术前肠道准备不充分、患者营养状况不良、术后护理不当等有关。

(3)造口缺血坏死与造口血运不良、张力过大等有关。

(4)造口狭窄与术后瘢痕挛缩有关。

(5)造口周围粪水性皮炎与造口位置差难贴造口袋、底板开口剪裁过大等导致粪水长时间刺激皮肤有关。

四、主要护理措施

(一)休息与活动

病情平稳后,可改半坐卧位,以利腹腔引流。术后早期,可鼓励患者在床上多翻身、活动四肢;术后2～3天患者情况许可时,协助患者下床活动,以促进肠蠕动恢复,减轻腹胀,避免肠粘连。活动时注意保护伤口,避免牵拉。

(二)饮食

留置胃管期间应禁食,由静脉输液补充营养,并准确记录24小时出入量,避免水和电解质紊乱。术后48～72小时肛门排气或开放造口后,若无腹胀、恶心、呕吐等不良反应,即可拔除胃管,经口进流质饮食,但早期切忌进食易引起胀气的食物,如牛奶等;术后1周进少渣半流质饮食,逐步过渡到软食,2周左右可以进普通饮食,注意补充高热量、高蛋白、低脂、维生素丰富的食品,如豆制品、蛋、鱼类等。目前大量研究表明,术后早期(约6小时)开始应用肠内全营养制剂可促进肠功能的恢复,维持并修复肠黏膜屏障,改善患者营养状况,减少术后并发症。

(三)用药护理

遵医嘱及时应用有效抗生素,控制感染,防止并发症的发生。

(四)造口护理

(1)造口开放前,用凡士林纱条外敷结肠造口,外层敷料浸湿后应及时更换,防止感染。一般术后3天拆除凡士林纱条。

（2）结肠造口一般于术后：2～3天肠功能恢复后开放，开放时宜取左侧卧位，并预先用塑料薄膜将腹部切口与造口隔开，以防流出的粪便污染切口。

（3）术后早期根据患者肠造口的类型、造口的大小、造口的位置等选择一件式或两件式无碳片的白色透明的开口造口袋，以便于观察造口的血运、肠蠕动功能的恢复和排泄物的颜色。

（4）指导患者正确使用造口袋，基本步骤包括备物、除袋、清洗、度量造口大小和剪裁造口袋、粘贴，扣好造口尾部袋夹等；造口袋内充满1/3排泄物时，须及时更换。

（5）注意饮食卫生，避免进食产气或刺激性食物，以免腹胀或腹泻；少进食产生异味的食物，以免散发不良气味；适量进食粗纤维食物，多饮水，防止便秘。

（五）心理护理

了解患者的实际心理承受力，有技巧地与家属共同做好安慰、解释工作，增加患者积极配合治疗和护理的信心及勇气。对于造口患者来说，应对造口手术带来的各种问题是一项巨大的挑战，无论是身体的康复还是心理上对造口的接受都需要较长的时间，有研究显示，大部分患者至少需要半年才能适应有造口的生活。术后早期，这些患者经常感到焦虑无助和虚弱无力，因而也就更依赖于医护人员的帮助和照顾。造口护士在术后早期注意提高患者造口自我护理能力以及增强患者自我护理造口的信心，有助于提高其对造口的适应水平，早日恢复正常生活。

（六）造口及其周围并发症的观察和护理

1.造口缺血坏死

肠造口黏膜正常外观为牛肉红色或粉红色，若黏膜呈暗紫色或黑色，则说明造口肠管血运有障碍，应首先为患者去除或避免一切可能加重造口缺血坏死的因素，最好选用一件式透明造口袋。评估造口活力并通知医师。

2.造口狭窄

小指不能通过肠造口时为造口狭窄。程度较轻者，每天两次用小指扩张肠造口开口处，每次10分钟以上，需长期进行。情况严重者须外科手术治疗。

3.造口回缩

肠造口高度最好能突出皮肤水平1～2.5 cm。当肠造口过于平坦时，常易引起渗漏，导致造口周围皮肤损伤。轻度回缩使用凸面猪油膏底板，乙状结肠造口而皮肤有持续损伤者，可考虑采用结肠灌洗法，肥胖患者宜减轻体重。如果肠造口断端已回缩至腹腔,产生腹膜炎征象,应立即手术治疗。

4.粪水性皮炎

造口周围皮肤糜烂,患者主诉皮肤烧灼样疼痛。检查刺激原因并及时去除;指导患者重新选择合适的造口用品,并指导患者正确的造口底板剪裁技术;指导患者掌握需要更换造口袋的指征,如有渗漏要随时更换。

(七)健康教育

(1)提高大众的防癌意识,尤其对有家族史、有癌前期病变,以及其他相关疾病者,养成定期体检的习惯,及时发现早期病变。

(2)促进健康的生活方式,注意调整饮食,进低脂、适当蛋白质及纤维素的食物,保持排便通畅,避免体重增加。

(3)参加适量体育锻炼,生活规律,保持心情舒畅,尽快回归术前的生活方式。有条件的造口患者可参加造口患者联谊会,交流经验和体会,找回自信。

(4)指导患者做好造口自我护理,出院后每周扩肛1次,用示指戴上指套涂上润滑剂后轻轻插入造口至第2指关节处,停留5~10分钟。若发现造口狭窄、排便困难应及时到医院就诊。

(5)指导患者定期复查,一般从出院后2周开始每3~6个月定期门诊复查。行化疗、放疗的患者,应定期检查血常规,出现白细胞和血小板计数明显减少时,遵医嘱及时暂停化疗和放疗。

五、护理效果评估

(1)患者是否情绪稳定,食欲、睡眠未受影响。

(2)患者的营养状况是否得以维持或改善。

(3)造口患者是否能正视造口,对今后的生活、工作充满信心,情绪是否稳定。

(4)患者是否掌握了疾病和造口的有关护理知识,是否积极主动配合治疗护理工作。

(5)未发生术后并发症和造口并发症,或并发症得到及时发现和处理。

第六章

骨 科 护 理

第一节 上 肢 骨 折

人类拥有极其灵巧的双手,上肢的结构为手部活动提供了保障,肩、肘、腕以及手部各关节的复杂连接,各肌群高度协调,以及整个上肢的长度,都是为了使双手得以充分发挥其活动功能。因此,上肢骨折后治疗的主要目标是恢复上肢关节的活动能力,维持和恢复手部动作的灵活性和协调性,从而恢复正常活动能力与工作能力。

一、锁骨骨折

(一)概述

锁骨骨折是较常见的一种骨折,多发生于儿童及青壮年。大多由间接暴力引起。如跌倒时肩部着地,暴力可传导至锁骨引起骨折;或跌倒时手向外撑,也可引起锁骨中1/3处骨折。仅少数锁骨骨折为直接暴力所致。

(二)临床表现

(1)患侧肩下垂,向前内侧倾斜,头偏向患侧,患者用健侧手掌支托患侧肘部。

(2)局部疼痛肿胀、皮下瘀斑,骨折处异常隆起。

(3)局部压痛明显,可触及移位的断端。

(三)治疗原则

1.无移位骨折

三角巾悬吊患肢3~6周。

2.有移位中段骨折

采用手法复位,横行 8 字绷带固定。

3.粉碎性骨折或合并血管神经损伤

手术探查,修复血管神经,骨折端复位内固定。如果断端骨质缺损严重,可行植骨术。

4.合并头、胸、腹部损伤而不能立即整复

可卧床,将枕垫于背部两肩胛之间,使肩成后伸外展位,待全身情况好转后再固定。

5.骨折不愈合或畸形愈合影响功能

可切开复位钢针内固定,术后三角巾悬吊患肢 5～6 周,然后练习活动。再用吊带保护 3～4 周,以免因骨折愈合不牢发生再骨折。

(四)护理措施

(1)术前两肩保持后伸、外展位;遵医嘱术前 2 小时内备皮,范围上至同侧乳突部,下至上臂下 1/3,两侧过躯体正中线,包括腋下。

(2)术后 6 小时内平卧,可适当抬臂;两肩胛间垫一软枕,两肩后伸外展。

(3)并发症护理:①预防肺部感染。②预防肩肘关节强直骨折局部与附近软组织易发生粘连,影响肩关节的活动度,做好家属工作,取得配合,共同协助督促患者锻炼。正确指导患者进行肩关节功能锻炼,麻醉清醒后立即开始患肢主动握伸拳、屈伸腕练习及主动耸肩练习,每天 3 次,每次 15～30 分钟。

(4)功能锻炼麻醉清醒后即可进行肘关节的锻炼。方法:在肩关节制动的情况下,开始做握拳,伸指屈指,屈伸手腕,屈伸肘部等活动,每天 3 次,每次 15～30 分钟。鼓励患者进行深呼吸、躯干和下肢主动运动。经医师同意后,进行前臂内外旋等主动练习,幅度尽量大,逐渐增加用力程度。第二周增加捏小球,抗阻腕屈伸运动。被动或主动的肩外展、旋转运动。第三周增加抗阻的肘屈伸与前臂内外旋,仰卧位,头与双肘支撑做挺胸练习。

(5)健康教育:伤后根据个人情况适当活动,下地活动时避免患肢碰撞,患肢可用前臂吊带保护。伤后初期饮食以清淡、易消化为主;恢复期多吃瘦肉、牛奶、鸡蛋等高蛋白食物,多吃蔬菜、水果等富含纤维素食物,保持大便通畅。患者发生骨折后,都非常紧张,因此要耐心做好心理护理,使其对疾病有正确的认识,为手术治疗做好准备,树立战胜疾病、早日康复的信心。

二、肱骨干骨折

(一)概述

肱骨外科颈下 1～2 cm 至肱骨髁上 2 cm 段内的骨折称为肱骨干骨折。在肱骨中下部,有肱骨主要营养动脉经滋养孔入骨,下 1/3 段骨折常使该血管损伤,使骨折段血供不良,是发生骨折愈合不良或不愈合的原因之一。肱骨中下 1/3 段后外侧有桡神经沟,桡神经在其内紧贴。此处骨折时,易合并桡神经损伤。上臂有多个肌肉附着点,故不同平面骨折所致骨折移位也不同。

肱骨干骨折是一种常见的损伤,约占全身骨折的 1%,直接暴力多致中上 1/3骨折,多为横形或粉碎骨折。传导暴力多见于中下 1/3 段骨折,多为斜形或螺旋形。旋转暴力多可引起肱骨中下 1/3 交界处骨折,所引起的肱骨骨折多为典型螺旋形骨折。如骨折平面在三角肌止点上者,近折端受胸大肌、大圆肌、背阔肌牵拉向内移位,远折端因三角肌、肱二头肌、肱三头肌作用向外上移位。如骨折平面在三角肌止点以下,近折端受三角肌和喙肱肌牵拉向外前移位,远折端受肱二头肌、肱三头肌作用向上重叠移位。

(二)临床表现

此种骨折均有明显外伤史、局部肿胀、疼痛、畸形和皮下瘀斑,上肢活动障碍。检查可发现反常活动及骨擦感,骨传导音减弱或消失。常规的正侧位 X 线片检查可明确骨折部位、类型及移位情况,以供治疗参考。如合并桡神经损伤者,可出现典型垂腕、各手指掌指关节不能背伸,拇指不能伸,手背桡侧 3 个半指皮肤大小不等的感觉麻木区。

(三)治疗原则

(1)对横断、斜形或粉碎型骨折可于复位后用夹板或石膏固定,练习肩关节活动时应弯腰 90°,做钟摆样活动,因直立位练习易引起骨折部位成角畸形。

(2)对螺旋形或长斜型骨折可采用小夹板固定,亦可采用悬垂石膏固定,通过石膏重量牵引使骨折复位,但患者不能平卧,睡觉时需取半卧位。

(3)有以下情况的可考虑手术治疗:①反复手法复位失败,骨折端对位对线不良,估计愈合后影响功能;②骨折有分离移位,或骨折端有软组织嵌入;③合并神经血管损伤;④陈旧骨折不愈合;⑤影响功能及外形的畸形愈合;⑥同一肢体或其他部位有多发性骨折;⑦病理性骨折;⑧8～12 小时内污染不重的开放性骨折。

对于有合并桡神经损伤时,术中应探查神经,若完全断裂,可一期修复桡神经。若为挫伤,神经的连续性存在,则切开神经外膜,减轻神经继发性病理改变。

(四)护理措施

1.体位护理

肱骨干上 1/3 骨折要超肩关节夹板固定,中 1/3 骨折则不超过上下关节固定,下 1/3 骨折要超肘关节夹板固定。小夹板固定、石膏固定或手术切开复位内固定术后,患者卧床时须用垫枕将患肢抬高,高于心脏水平,以利于静脉、淋巴回流,减轻肿胀。站立时应将前臂置于功能位,屈肘 90°,用前臂悬吊带将患肢悬挂胸前。悬垂石膏固定的患者应采取半卧位,以继续维持其下垂牵引的作用。(悬垂石膏固定法,是利用石膏和上肢的重量以达到整复和矫正成角畸形的目的。多用于螺旋形骨折或斜性骨折有短缩移位者)。

2. 饮食护理

整复或手术前,尊重患者的生活习惯,建议进食高蛋白、高维生素、高纤维易消化饮食。手术当日根据麻醉方式选择进食时间,臂丛或颈丛神经麻醉术后禁食 4 小时后进流质饮食。术后第 2 日,宜进清淡易消化、温热食物,如鸡蛋、牛奶、新鲜蔬菜、瘦肉、新鲜水果等,禁食辛辣、刺激、油腻、生冷及辛发类食物,如辣椒、胡椒、鱼等。中后期给患者以滋补肝肾,调和阴阳食物,如动物肝脏、牛奶、排骨汤、瘦肉、蘑菇、水果等,以促进骨折愈合。

3.伤肢护理

闭合穿针夹板外固定者,应保持针眼干燥,防止针眼感染,随时注意调节夹板松紧度,保持有效外固定,固定松紧以夹板上下移动 1 cm 为宜,严密观察患肢外周血液循环、感觉、运动情况及桡神经损伤情况,如发现患肢发凉、发紫、垂腕、掌指关节不能伸直、拇指不能背伸等情况,及时报告医师处理。石膏固定者,要保持石膏清洁,观察石膏松紧度,防止压疮或桡神经损伤症状。

4.功能锻炼

骨折复位或手术后,麻醉消失即可进行手指、腕关节屈伸活动,24 小时后协助并指导患者进行指间关节、掌指关节的活动,如握拳、抓空增力、五指起落、腕关节的背伸、屈曲、桡偏、尺偏运动,每天 2～3 次,每次 5～10 分钟。6 周解除外固定后,协助并指导患者做肘肩关节的活动,如肩关节外展、内收、抬举及肘关节屈伸等,并配合药物擦洗、按摩,使肩肘关节功能早日恢复。

5.健康教育

嘱咐患者加强营养,根据不同体质进行饮食调护,应多食滋补肝肾之品,如瘦肉、骨头汤、山芋肉、桂圆、山药等。出院时应将药物的名称、剂量、时间、用法、注意事项等告诉患者,嘱其按医嘱服用接骨续筋药物,以促进骨折愈合。如三七接骨丸,每天2次,每次6g,饭后服用,多饮水,防上火。继续练习指、掌、腕关节活动,并做上臂肌肉的主动收缩活动,中期应注意加强肩、肘关节活动,活动范围由小到大,次数由少到多,然后进行各个方向的综合练习,切不可操之过急。固定解除后,可配合中药熏洗,红花酒按摩等方法,以利于舒筋活络,通利关节。如伤口未拆线出院者,应告诉患者注意伤口情况并遵医嘱及时到医院换药,直至伤口愈合。穿针患者告诉患者注意针眼处情况,如有渗液等及时就诊。带石膏及外固定出院患者,告知患者注意事项,如有外固定断裂松动等及时就诊。使用"U"形石膏固定的患者,必须在肢体肿胀消退后更换1次石膏。肱骨中、下1/3骨折固定时间适当延长,X线复查见断端有大量骨痂生长、骨折线已模糊之后,才能解除固定。

三、尺桡骨双骨折

(一)概述

尺桡骨干骨折是常见的创伤,多发生青少年。尺桡骨双骨折由三种暴力引起。①直接暴力:多见打击或机器伤。骨折为横型或粉碎型,骨折线在同一平面。②间接暴力:跌倒手掌触地,暴力向上传达桡骨中或上1/3骨折,残余暴力通过骨间膜转移到尺骨,造成尺骨骨折。所以骨折线位置低。桡骨为横型或锯齿状,尺骨为短斜型,骨折移位。③扭转暴力:受外力同时,前臂又受扭转外力造成骨折。跌倒时身体同一侧倾斜,前臂过度旋前或旋后,发生双骨螺旋性骨折。多数由尺骨内上斜向桡骨外下,骨折线方向一致,尺骨干骨折线在上,桡骨骨折线在下。

(二)临床表现

前臂外伤后肿胀、畸形、疼痛,伤肢活动障碍,检查时见前臂压痛,有假关节活动及骨擦音、骨擦感。X线片能确定诊断及骨折类型,投照范围应包括上下尺桡关节,以判断骨折移位的程度及是否存在上下尺桡关节损伤。

(三)治疗原则

1.闭合复位外固定

多数闭合性尺桡骨骨折均可采用闭合复位外固定治疗。在充分麻醉状态下,据桡骨近端的旋转位置,将前臂远端置于相应的旋转位置,然后采用牵引、分骨及回旋等手法纠正重叠、侧方移位及旋转移位,使骨折端变为单一的掌、背方向的移位。如为横断型骨折,可用折顶及提按等手法加以纠正。

双骨折不能同时复位,一般可先复位桡骨,再复位尺骨,也可先复位稳定骨,再复位另一骨。

儿童青枝骨折前臂有向掌侧成角畸形时,常同时伴有旋后畸形。闭合复位时,不应单纯纠正成角应力,需同时将骨折远端旋前才可达到良好效果。

骨折复位后,常采用夹板或石膏外固定。应用分骨垫时,要注意防止局部压疮。固定过程中,要注意调整固定的松紧及观察伤肢血运,以防止骨筋膜室综合征出现,给患者带来巨大痛苦。外固定时间一般为 6～10 周,可根据 X 线及临床表现,来确定去除外固定的时间。

2.开放复位内固定

以下情况可考虑行开放复位内固定:①开放性骨折;②多段骨折或不稳定性骨折,不能满意复位或不能维持复位时;③多发性骨折,尤其是同一肢体多发骨折,手术复位加简化外固定并可早期开始功能锻炼;④对位不良的陈旧性骨折或影响功能的畸形愈合者;⑤骨折断端间软组织嵌入,影响复位。

骨折行开放复位后,可采用钢板螺丝钉或加压钢板螺丝钉内固定,亦可采用髓内钉内固定。术后适当采用外固定。

尺桡骨骨折后如处理不当,可出现畸形愈合、不愈合、骨筋膜室综合征、骨间膜挛缩以及桡神经深支损伤等并发症。

(四)护理措施

(1)了解患者的心理所需,消除其恐惧不安情绪,协助患者做好各项检查。

(2)手法复位或手术前,尊重患者的生活习惯,建议进食高蛋白、高维生素、高纤维易消化饮食,手术当日根据麻醉方式选择进食时间,臂丛神经麻醉者,术前 4～6 小时禁食、水;全麻患者术前 8 小时禁食、水。术后第 2 日根据患者的饮食习惯,宜食高维生素,清淡可口易消化食物,如新鲜蔬菜、米粥、面条等,忌生冷辛辣、油腻、煎炸食物。后期可根据患者的食欲习惯进食高蛋白如牛奶、鸡蛋、排骨汤、瘦肉、水果、蔬菜等。

(3)手法复位或手术后应抬高患肢,以利肿胀消退。注意观察手的温度、颜色及感觉,并向患者及家属说明注意事项。若手部肿胀严重,皮肤发凉、颜色青紫、疼痛剧烈,则应立即检查夹板或石膏是否固定太紧,必要时去除外固定,警惕发生前臂骨筋膜室综合征。手术者观察渗血情况,术后 30 分钟观察 1 次,4～6 次无异常后,4～8 小时观察 1 次,连续 3 日,各班床头交接。有异常时及时报告医师给予处理。

（4）手术或复位固定后即开始进行手指屈伸、握拳活动及上肢肌肉收缩活动,握拳时要尽量用力,充分伸屈手指,以促进气血运行,使肿胀消退。开始锻炼时活动范围和运动量可略小,以后逐渐增加。2～3周后,局部肿胀消退,开始进行肩、肘、腕关节的屈伸活动,活动范围、频率逐渐增大,但应避免前臂旋转活动。固定6～8周后,前臂可做适当的旋转活动。外固定解除后,配合中药熏洗、全面锻炼患肢功能。

（5）健康教育:嘱患者注意观察肢体远端血液循环活动和感觉情况,观察夹板或石膏的松紧是否适宜。根据骨折愈合情况,遵医嘱指导患者继续服用药物治疗。加强营养,促进骨折愈合,多食骨头汤、鸡蛋、鱼汤等。外固定解除后加强肘关节的伸曲和前臂旋转活动。儿童骨折时,告诉患儿在玩耍时注意保护患肢,防止再次致伤患肢。1周后复查,以后根据骨折愈合情况定期复查至痊愈,发现问题及时处理。

第二节 骨盆骨折

一、概述

骨盆由髂骨、耻骨、坐骨及骶骨组成,前方两块耻骨相联合,后方由骶骨将两髂骨连接形成骨盆环,骨盆支撑脊柱,又通过髋关节与下肢相接。

骨盆骨折是常见的损伤,仅次于四肢和脊柱骨折,失血性休克的发生率比二者高40%左右,并发症较为多见,有较高的病死率,为10.2%。骨盆遭受暴力时,往往首先折断副弓,耻骨支、耻骨联合及靠近骶髂关节部位的髂骨最易骨折。主弓折断时,副弓大多同时有骨折。骨盆骨折后不仅仅对一些肌肉骨骼系统的功能产生影响,而且对盆腔内脏器也常造成严重损伤。

一般骨盆骨折分为四型:骨盆环破裂的不稳定性骨折,髋臼关节内骨折,单纯性骨折,撕脱骨折。

二、临床分类

骨盆骨折分类根据部位分为:①撕脱性骨折;②骨盆环的孤立性骨折;③骨盆环的双骨折或骨折脱位;④骶、尾骨骨折;⑤髋臼骨折合并股骨头中心性脱位。

Tile 基于垂直面的稳定性、后方结构的完整性以及外力的作用方向将骨盆骨折分为 A、B、C3 型,每型又分为若干亚型。Tile 分型具体如下所示。①A 型:稳定型,骨折轻度移位。②B 型:部分不稳定。B1 型骨盆翻书样损伤,外旋损伤;B2 型骨盆侧方挤压损伤或髋骨旋转损伤;B3 型双侧 B 型损伤。③C 型:完全不稳定型骨折,骨盆在旋转和垂直方向均不稳定。

低能损伤引起的骨盆骨折,多为稳定骨折,临床处理比较容易,患者一般均能顺利康复。高能损伤所致骨折往往复杂而严重,临床处理困难。既往多采用保守治疗,如骨牵引、骨盆悬吊、石膏固定等方法。畸形愈合、创伤性关节炎等的发生率很高,达 50%～60%。随着对骨盆骨折认识的深入,近年来主张对不稳定性骨盆骨折,采取更加积极的治疗方法,如外固定架固定、切开复位内固定等,从而降低了病死率和致残率。

三、临床表现

(一)休克

严重骨盆骨折伴大量出血时,常合并休克。

(二)局部肿胀

压痛、畸形,骨盆反常活动,会阴部瘀斑,肢体长度不对称。

(三)骨盆分离试验和骨盆挤压试验阳性

检查者双手交叉撑开患者的两髂嵴,使两骶髂关节的关节面更紧贴,而骨折的骨盆前环产生分离,如出现疼痛即为骨盆分离试验阳性。双手挤压患者的两髂嵴,伤处仍出现疼痛为骨盆挤压试验阳性。

(四)并发症

1.腹膜后血肿

骨盆各骨主要为松质骨,邻近又有许多动脉、静脉丛,血液供应丰富。巨大血肿可沿腹膜后疏松结缔组织间隙蔓延至肠系膜根部、肾区与膈下,还可向前至侧腹壁。

2.盆腔内脏器损伤

盆腔内脏器损伤包括膀胱、后尿道与直肠损伤,尿道的损伤远比膀胱损伤多见。耻骨支骨折移位容易引起尿道损伤、会阴部撕裂,可造成直肠损伤或阴道壁撕裂。直肠破裂如发生在腹膜反折以上可引起弥漫性腹膜炎;如在反折以下,则可导致直肠周围感染。

3.神经损伤

主要是腰骶神经丛与坐骨神经损伤。腰骶神经丛损伤大部分为节前性撕脱,预后差;骶神经损伤会导致括约肌功能障碍。

4.脂肪栓塞与静脉栓塞

盆腔内静脉丛破裂可引起脂肪栓塞,其发生率可高达 35%～50%。

四、治疗原则

首先处理休克和各种危及生命的并发症,再处理骨折。

(一)非手术治疗

1.卧床休息

骨盆边缘骨折,骶尾骨骨折应根据损伤程度卧硬板床休息3～4周,以保持骨盆的稳定。

2.复位与固定

不稳定性骨折可用骨盆兜悬吊牵引,髋人字石膏,骨牵引等方法达到复位与固定的目的。

(二)手术治疗

1.骨外固定架固定术

适用于骨盆环双处骨折患者。

2.切开复位钢板内固定术

适用于骨盆环两处以上骨折患者,以保持骨盆的稳定。

五、护理措施

(一)病情观察

严密观察病情变化,及时心电监护、吸氧,测量血压、脉搏以判断病情。出现以下情况应告知医师,及时处理:①患者出现面色苍白,出冷汗,呼吸气促,脉洪大或微细,血压下降等休克症状;②尿道口滴血,不能排尿,尿液外渗等尿道损伤症状;③下腹部肿胀,压痛,排尿困难,导尿时未见尿液流出或仅有少量血液等膀胱破裂症状;④腹部疼痛,有里急后重感,或有发热等直肠损伤症状;⑤下肢某些部位感觉减退或消失,或局部感觉过敏等神经损伤现象。

(二)体位护理

平卧位,卧硬板床,尽量减少搬动,如搬动时,骨盆部与下肢同时平抬平放。入院后根据骨折类型,摆放患肢体位,如髂前上、下棘撕脱骨折,可在屈膝屈髋体位休息;坐骨结节骨折,可在膝下垫薄枕休息。牵引患者保持患肢外展中立位。

(三)腹部疼痛的护理

观察患者有无腹胀、腹痛等腹膜刺激症状。有无呕吐、尿血、便血的情况。定时测量腹围有无变化,叩诊有无移动性浊音,腹胀患者要注意观察肠鸣音的变化,询问患者有无排气排便,以便及早发现严重的腹膜后血肿。

(四)便秘护理

骨盆骨折的患者可由于骨折刺激后腹膜而造成自主神经功能紊乱,出现便秘。应注意保持患者大便通畅,鼓励患者多饮水,多吃水果、蔬菜,行顺时针按摩小腹部,以利通便。必要时,可服用双醋酚酊等缓泻药。

(五)皮肤护理

做好皮肤护理,用气垫床,定时按摩,预防压疮。

(六)功能锻炼

在保证复位良好,固定稳妥的前提下,早期进行主动及被动的关节活动训练。及早进行股四头肌的收缩活动,指推髌骨。加强足踝部屈伸活动,预防股四头肌萎缩和伸肌无力。

(七)健康教育

牵引重量不可随意加减,要与牵引肢体保持一致。保持会阴部清洁,正确使用大小便器。女患者防止尿液倒流,防止泌尿系统感染。

第三节 下 肢 骨 折

下肢骨折有以下特点:从流行病学观点看,发病率高,易合并多发伤、开放伤;从解剖及生物力学观点看,下肢主要为负重及行走功能,需要高度的稳定性,治疗中要求骨折满意复位,恢复下肢的正常轴线,以避免骨关节炎的发生。下肢受力较大,要求内固定器材坚固。两下肢应等长,若长度相差 2 cm 以上,就会影响走路,相差越大,影响越严重。在 20 世纪初以前下肢骨折多采用石膏固定及牵引治疗,现国内外下肢骨折多采用内固定治疗。

一、股骨干骨折

(一)概述

股骨干骨折是骨科临床上常见骨折之一,由于股骨是人体内最大的骨骼,是下肢的主要负重骨之一,如治疗不当可引起长期的功能障碍及严重的残疾,其也是儿童骨折中的常见骨折,占骨折总数的 10%～15%,多发生于股骨的中 1/3 处。高能创伤如坠落伤、跌伤、车祸伤是常见的病因,常常合并多系统损伤。

(二)临床表现

局部疼痛、肿胀和畸形较明显,活动障碍,远端肢体异常扭曲,出现反常活动、骨擦音。股骨干骨折可因出血量大出现休克症状和体征。

(三)治疗原则

1.非手术疗法

非手术疗法多采用牵引治疗,可分为皮牵引和骨牵引。3～4 岁以下儿童一般采用垂直悬吊牵引 3～4 周,牵引重量以患儿臀部稍稍离开床面为度。3～4 周时 X 线检查见有骨痂生长后,可去除牵引。由于儿童骨骺的愈合及塑形能力强,对于 2 cm 以内的短缩及 15° 以内成角可自行矫正。对于 4 岁以上的儿童及成人均可采用骨牵引,为避免损伤胫骨结节骨骺,儿童采用胫骨上端牵引,在牵引过程中需定期复查X线片以了解骨折复位及对位、对线维持情况。牵引时间儿童一般为 4～6 周,成人为 8～12 周,牵引期间加强大腿肌肉特别是股四头肌的锻炼。

2.手术治疗

股骨干骨折是髓内钉内固定的最佳适应证。目前临床多采用交锁髓内钉固定,需注意应在术后 4～6 周复查 X 片,如骨痂生长满意,可改静力固定为动力固定。

钢板固定由于是偏心固定而且也会造成一定的应力遮挡,因此目前其主要适应证如下:①儿童股骨干骨折,但需注意切勿损伤骨骺而且骨折两端各应有 4 个皮质骨螺钉固定;②开放性骨折合并神经、血管损伤;③髓腔狭窄或骨干发育畸形不适合髓内钉固定;④多发伤患者体位不适合髓内钉固定;⑤骨折畸形愈合需截骨矫形或骨折不愈合有较大骨缺损者。

外固定器治疗的主要适应证有污染严重的开放性骨折,部分合并有血管损伤的骨折及患者全身情况不允许时,对骨折进行临时固定。

对于股骨干骨折合并有股骨颈骨折,内固定可以选择不同组合:交锁钉＋空心加压螺钉;PFN 或 Gamma 钉;钢板＋空心加压螺钉;逆行髓内钉＋空心加压螺钉。

(四)护理措施

1.病情观察

应严密观察体温、脉搏、呼吸、血压、神志、瞳孔的变化,遵医嘱尽快建立静脉通道,以防创伤性休克的发生。如发现患者体温突然升至38 ℃以上,脉搏120～200 次/分,又无其他感染迹象,或有烦躁不安、呼吸困难、神志模糊、皮下淤血点、血压下降、进行性低氧血症等,应怀疑有脂肪栓塞的可能,立即报告医师,给予及时处理。特别是创伤后 1～3 日的患者尤应提防。

抬高患肢,严密观察患肢外周血液循环、感觉、运动情况。对新鲜骨折入院、手术、整复、牵引和进行石膏夹板外固定的患者,进行床头交接班,如患者患肢有剧烈疼痛,肿胀,麻木感,皮肤温度降低,苍白或青紫,均提示肢端血液循环障碍,须立即报告医师,查明原因,对症处理。

2.患肢体位护理

股骨骨折部位不同,要求下肢体位亦不同,一般下段骨折屈膝 70°～80°,屈髋 30°～40°;中段骨折屈膝 60°～70°,屈髋 40°左右,并将患肢置于 60°外展位;上段骨折屈膝、屈髋 70°左右,并保持外展位 65°左右。护理人员应经常巡视病房,掌握患者的病情和治疗情况,以防患肢畸形愈合。

3.疼痛护理

加强观察,区分辨别疼痛的不同性质及临床表现,以确定引起疼痛的不同原因,对症处理。同时在进行各项护理操作时动作要轻柔、准确,避免粗暴剧烈,以防加重患者疼痛。做好患者心理护理,以提高疼痛阈值。必要时可应用止痛药物或镇痛泵。

4.伤口及引流管护理

密切观察患肢伤口渗血及末梢感觉、运动情况,观察伤口引流管是否通畅,引流液的量、颜色和性质。如引流量持续增多,色泽鲜红,要立即报告医师,暂时关闭引流器或取消负压,防止发生失血性休克。

5.功能锻炼

指导患者行踝关节的跖屈和背伸锻炼,练习股四头肌收缩运动,并配合指推活髌法活动膝关节。第2周开始练习抬臀,进行屈膝、屈髋活动。方法是以健足蹬床,两手扶床沿练习抬臀,尽量使身体抬高离开床面,以达髋、膝活动的目的。第3～4周加练抬大腿。方法是:患足背伸,股四头肌绷紧,臀部完全离开床面,使大腿、小腿成一平线,以加大髋、膝活动范围。第 6 周去除骨牵引,先在床上锻炼 1 周,然后视骨痂情况指导患者扶双拐下地、患肢不负重练习行走。下床活动后,用外洗中药煎熬熏洗膝、踝关节,以利舒筋、活血、消肿,以达短时间内使关节恢复正常活动度。

6.健康教育

嘱患者不可随意拆除外固定。功能锻炼用力适度,活动范围由小到大,循序渐进,且不可操之过急,每次应以不疲劳为度,以免给骨折愈合带来不良影响。股骨中段以上骨折,下床活动时始终应注意保持患肢外展位,以免因负重和内收肌的作用而发生继发性向外成角突起畸形。继续加强功能锻炼,股骨干骨折患者需较长时间扶拐锻炼,因此应指导患者正确使用双拐,教会患者膝关节功能训练方法。2~3 个月后拍片复查。若骨折已骨性愈合,可酌情使用单拐而后弃拐行走。

二、髌骨骨折

(一)概述

髌骨是人体最大的籽骨,呈三角形而扁。后面有一纵嵴将髌骨分为内、外侧两部分,每个部分又分为上、中、下 3 个小关节面,在内侧 3 个关节面最内侧,另有 1 个纵行的小关节面。在膝关节屈伸活动过程中不同关节面与股骨滑车面相接触,与股骨滑车面形成髌股关节。髌骨前方有股四头肌腱膜覆盖,并向下延伸形成髌韧带,止于胫骨结节,向上为股四头肌腱;两侧为内、外侧支持带及髌旁腱膜,内侧支持带宽大,可防止髌骨向外侧脱位;股外侧肌与髌韧带的轴线偏外侧,拉髌骨向外侧移位,形成股四头肌髌骨角(称 Q 角),此角正常不超过 14°,故髌股关节的正常运动是依靠股内侧肌的拉力来维持平衡。

髌骨与其周围的韧带、腱膜共同形成伸膝装置,增大股四头肌作用力矩,集中股四头肌各方向的牵引力,再通过髌韧带止于胫骨结节,有效地完成股四头肌的伸膝动作,是下肢活动中十分重要的结构。髌骨在膝关节活动中有重要的生物力学功能,其主要作用为传导并增强股四头肌的作用,协助维持膝关节的稳定,保护膝关节,并在膝关节伸直过程中起滑车作用。若切除髌骨,髌韧带更贴近膝关节的活动中心,使伸膝的杠杆臂缩短,股四头肌需要比正常多 30% 的肌力才能伸膝。在多数患者,尤其是老年人不能承受这种力,因此,髌骨骨折后应尽可能恢复其完整性。如治疗不当可引起膝关节功能障碍,如外伤性膝关节炎。

(二)临床表现

髌骨骨折属关节内骨折,受伤后膝关节腔内有大量积血,膝前方肿胀、疼痛、瘀斑。膝部无力,不能主动伸直膝关节。检查可发现髌骨前方压痛,受伤早期可扪到骨折分离出现的凹陷。由于关节内积血,可出现浮髌试验阳性。膝关节的正侧位 X 线摄片可明确骨折的部位、类型及移位程度,是选择治疗方法的重要依据。如为纵裂或边缘骨折,须自髌骨的纵轴方向投照,方能查出。

(三)治疗原则

(1)非手术疗法包扎 3～4 周。

(2)手术疗法抽尽膝关节内积血,保持于伸直位,加压:①切开复位髌骨周围缝合固定(髌骨环扎术):适合于粉碎性骨折或横骨折移位较大且后关节面平整者。②张力带钢丝固定术:适用于横断移位超过1 cm以上的横骨折。③髌骨部分切除:对髌骨上半或下半粉碎性骨折,予以复位固定完整部分大于髌骨一半者,注意缝合股四头肌扩张部筋膜。④髌骨全切术:严重粉碎性骨折、年龄较大者,可做髌骨全切除术,同时修补股四头肌扩张部分和关节囊。重叠缝合伸膝装置,防止软组织松弛。

(四)护理措施

1.病情观察

注意观察患肢膝关节肿胀、外周血液循环、感觉、运动情况。早期局部可进行冷敷。

(1)石膏固定术后,做好石膏固定术后观察和护理。

(2)抱膝圈固定术后注意局部皮肤颜色和血液循环的观察,预防松动滑脱,同时防止抱膝圈固定部位皮肤压伤。

(3)经皮固定后,注意观察针眼有无渗血、渗液及外固定是否稳妥,针眼敷料有渗血、渗液或污染时及时更换。同时注意保护外固定器具,预防碰撞、拉挂,引起外固定松动滑脱。

(4)术后注意观察伤口渗血、渗液情况和绷带松紧度,避免手术创伤后肢体肿胀致绷带过紧引起腓总神经压伤。

2.体位护理

入院后根据骨折类型摆放患肢体位,将患肢平放或膝下垫软枕,使膝关节保持屈曲 5°～15°功能位。保持患肢中立位,严禁外旋,预防腓总神经压伤。禁止膝关节屈曲运动、忌翻身、侧卧及下床行走。

3.功能锻炼

(1)入院后开始鼓励患者进行患肢踝关节跖屈背伸锻炼,每天 2 次,每次 5~10 分钟,随着肿痛减轻及个人耐受逐渐增加,每 2 小时锻炼 1 次,每次 10~15 分钟,每个动作坚持 10 秒。

(2)根据治疗方法不同,在整复或术后保证复位良好、固定稳妥的前提下,进行主动及被动的关节活动训练,加强足踝部屈伸活动及股四头肌的收缩,预防股四头肌萎缩和伸膝无力。①单纯石膏固定或抱膝圈固定的患者,早期暂不进行股四头肌收缩锻炼,防止骨折移位或外固定松动滑脱。固定 2 周后方可进行。②经皮外固定 4~6 周,托板固定 2~3 周应及时解除,开始膝关节伸屈活动,每天 2 次,每次 5~10 分钟。③切开复位固定术后 1 周练习床上直腿抬高,即踝关节用力背伸,股四头肌和腓肠肌同时收缩形成肌夹板,将整个患肢慢慢抬起训练股四头肌肌力和患肢肌肉协调能力,每天 2 次,每次 5~10 分钟,并根据个人耐受渐增,开始时需要在他人保护和协助下进行;2 周伤口愈合后可进行髌骨推移训练,每天 3 次,每次 10~15 分钟;3 周后即可在卧床及保护下练习膝关节伸屈运动。④对于髌骨全切除的患者,术后破坏了伸膝装置,可能出现股四头肌肌力下降、短缩、膝部疼痛、关节活动受限,应尽早进行股四头肌等长收缩锻炼,外固定解除后加强膝关节的伸屈活动和自主性运动。⑤骨折 6~8 周达到临床愈合后,可加大膝关节伸屈活动度训练,可以床沿屈膝练习,继而下地进行保护下的蹲起运动等。

(3)在骨折固定牢靠的情况下,早期可在 CPM 机上早期进行膝关节的连续被动运动,每天 2~3 次,每次 30~60 分钟,膝关节活动伸屈角度在医嘱指导下递增。

4.健康教育

(1)告知患者骨折及处置后局部肿痛,伤肢应高于心脏水平,利于肿胀消退,减轻疼痛。

(2)骨折处置后因为石膏后托或术后绷带固定,可能会对腓总神经造成压迫。告知患者出现踝、趾关节感觉活动异常时,应及时告知医护人员。

(3)经皮外固定患者,穿衣应宽松,预防碰撞或拉挂。

(4)告知患者早期功能锻炼对伤肢功能恢复的重要性,取得患者的理解和配合。同时每一时期的锻炼内容都要在医护人员的指导下进行,因为不同类型的骨折可能因固定方法不同,锻炼内容会有所差异。锻炼整个过程应循序渐进。

三、胫腓骨骨折

(一)概述

胫腓骨,俗称小腿骨,包括胫骨和腓骨。胫骨为小腿的负重骨,其骨折特点为骨折多发生在中下 1/3 的细弱部;骨折后易发生向后突起成角移位。胫骨前内侧面缺乏软组织,骨折后由于肌力不平衡,易向前内侧突起成角畸形,并易造成开放性骨折。小腿部软组织薄,缓冲余地小,骨折后易发生骨筋膜室综合征。胫骨周围缺乏肌肉包绕,骨折后血供较差,易发生骨折迟延愈合。

胫腓骨骨折是四肢最常见的骨折之一,占 10%~15%。直接暴力多见为压砸、冲撞、打击致伤,骨折线为横断或粉碎型;胫腓骨在同一平面折断,软组织损伤常较严重,易造成开放性骨折。有时皮肤虽未破,但挫伤严重,血液循环不良而发生继发性坏死,致骨外露,感染而成骨髓炎。间接暴力多见为高处跌下,跑跳的扭伤或滑倒所致的骨折;骨折线常为斜型或螺旋型,胫骨与腓骨多不在同一平面骨折。儿童有时可见胫腓骨的青枝骨折。

(二)临床表现

由于胫腓骨位置表浅,一般诊断都不困难,常可在疼痛、肿胀的局部扪及移位的骨断端。重要的是要及时发现骨折合并的胫前后动、静脉和腓总神经的损伤。检查时应将足背动脉的搏动、足部感觉、踝关节及趾能否背屈活动作为常规记录。对局部损伤比较严重的挤压伤、开放性骨折以及曾有较长时间扎止血带及包扎过紧的伤员,特别要注意观察伤肢有无进行性的肿胀,尤以肌肉丰富处为王,如已发生皮肤紧张、发亮、发凉、起水疱、肌肉发硬、足背动脉扪不出、肢体颜色发绀或苍白等,即是筋膜间隙综合征的表现,应及时紧急处理。

(三)治疗原则

1.非手术治疗

对于部分低能、移位小,单纯胫骨干稳定性、闭合性骨折,皮肤条件允许(无严重青紫、瘀斑)可通过手法复位或跟骨牵引复位后,小夹板或石膏外固定。如部分患者就诊时患肢水肿严重,也可行跟骨牵引 4~6 周,待肿胀消退,原始骨痂形成后换夹板固定或石膏固定。在行夹板固定和石膏固定时要注意骨突处加垫防止皮肤受压坏死。

2.手术治疗

(1)外固定器:其适应证为伴有血管损伤的骨折;严重软组织损伤;开放性骨

折,骨髓腔内有污染;骨折局部有感染,特别是在内固定术后出现感染;临时固定以利于反复检查软组织活力。对于污染严重有骨缺损的开放性骨折,还可以在外固定的同时,局部留置抗生素骨水泥链珠以预防骨髓炎的发生。

(2)交锁髓内钉:交锁髓内钉有利于保护胫骨骨折的血运以及周围软组织。但其一般仅适于膝下5 cm和踝上5 cm内的骨折。

(3)钢板固定:其适应证为胫骨干骨折合并移位的关节内骨折或干骺端骨折,同时对于畸形愈合需矫形或和不愈合局部骨缺损需植骨也是较佳的适应证。钢板固定应注意保护软组织,闭合切口时注意钢板应有良好的软组织覆盖。目前AO组织开发的LISS系统较传统钢板固定系统对软组织的破坏更小。

(四)护理措施

1.病情观察

密切观察伤肢局部肿胀情况以及早期可进行冷敷。观察患肢外周血液循环、感觉、运动情况以及疼痛性质、部位等,注意有无骨筋膜室综合征及神经受压症状,发现异常及时报告医师处理。开放性骨折严密观察出血情况、尿量、生命体征变化,及时判断有无创伤性休克。

2.饮食护理

整复或手术前,建议进食高蛋白、高维生素、高纤维易消化饮食,每天饮鲜牛奶250~500 mL,手术当日根据麻醉方式选择进食时间,手术第2日即可根据患者的饮食习惯,进食高维生素,清淡可口易消化食物,如新鲜蔬菜、香蕉、米粥、面条等,忌生冷辛辣、油腻、煎炸食物。骨折中后期根据患者食欲、体质进行饮食调护,如肾阳虚者多食温补之品,羊肉、猪肉、桂圆等;肝肾阳虚者多食清补之品,如山药、鸭肉、牛肉、百合、枸杞等;一般人可食胡桃、瘦肉、骨头汤、山芋肉、黑芝麻等补肝肾强筋骨之食品。

3.体位的护理

抬高患肢,保持中立位,高于心脏水平,促进肿胀消退,减轻疼痛。肿痛消退后可坐起。

4.外固定患者

注意观察外固定器具是否稳妥、有无松动、脱落,针眼处有无渗血、渗液等情况。经皮钳夹固定患者,特别要注意保持有效固定,每天2次沿患肢纵轴轻轻摇晃钳柄,检查钳夹有无滑脱。严防内、外踝及足跟压伤,发现内、外踝有红肿、水疱破溃者及时处理。若要搬移伤肢,需双手平托患肢,轻抬轻放。患肢固定后局部采取保护措施,防碰撞或拉挂引起外固定松动、骨折移位。外固定针孔有污染应及时更换,穿衣应宽松。

5.功能锻炼

(1)整复或手术后当日麻醉消失后做趾关节背伸跖屈,股四头肌的等长收缩锻炼,踝关节背屈,绷紧腿部肌肉10秒后放松,如此反复,每2~3小时锻炼1次,每次10~15分钟。

(2)第1周协助患者主动加被动直腿抬高锻炼和膝关节的伸屈,护士双手托住患肢抬高30 cm,停顿10秒,再进行膝关节的伸屈;踝关节主动背屈,达到极限时,护士一手扶住患肢足踝部,用另一手握住患足助力使踝关节被动背屈,然后跖屈。每天2次,每次5~10分钟。

(3)第2周逐渐减少被动活动,加大主动活动力量和幅度。每天2~3次,每次10~15分钟。

(4)第3~4周加大踝、膝、趾各关节活动和小腿肌肉的收缩锻炼,每天2~3次,每次10~15分钟。

(5)第5~6周继续患肢各关节锻炼外,指导患者扶双拐下床、患肢不负重站立,每天2次,每次10~15分钟。下床锻炼时应有人保护,防止摔倒造成二次骨折。初下床锻炼后患肢易肿胀,休息时抬高患肢高于心脏水平,即会消肿。

6.健康教育

根据医嘱告知患者继续服用接骨续筋药物,以促进骨折早日愈合。根据患者情况,告知复查时间。经皮外固定患者一般固定6~8周,复查时拍片显示骨折愈合后,解除外固定。经皮钳夹等外固定器具去除后,一般用小夹板固定,患者练习扶拐不负重行走2~4周后,轻负重练步,适应后改为全足着地,平地负重行走。8~12周若骨折愈合牢固,即可以进行起蹲运动,上下楼梯练习等,必要时配合中药熏洗、推拿按摩、器械训练等。2个月内禁止内、外旋转动作,防止骨折移位。

参 考 文 献

[1] 范丰玲.实用常见病护理新进展[M].北京:科学技术文献出版社,2020.

[2] 李峰.护理综合实训教程[M].济南:山东大学出版社,2021.

[3] 李慧.精编临床常见病护理常规[M].哈尔滨:黑龙江科学技术出版社,2020.

[4] 陈素清.现代实用护理技术[M].青岛:中国海洋大学出版社,2021.

[5] 张西莲.临床常见病护理操作规范[M].天津:天津科学技术出版社,2020.

[6] 王岩.护理基础与临床实践[M].北京:化学工业出版社,2021.

[7] 李艳.基础护理学[M].武汉:华中科技大学出版社,2020.

[8] 刘爱杰,张芙蓉,景莉,等.实用常见疾病护理[M].青岛:中国海洋大学出版
    社,2021.

[9] 刘涛.临床常见病护理基础实践[M].哈尔滨:黑龙江科学技术出版社,2020.

[10] 代现勇.精编临床常见病护理实践[M].汕头:汕头大学出版社,2020.

[11] 赵云.现代护理学精要[M].西安:陕西科学技术出版社,2021.

[12] 张玉荣.新编实用常见病护理常规[M].汕头:汕头大学出版社,2020.

[13] 张艳.新编实用临床护理学[M].青岛:中国海洋大学出版社,2021.

[14] 郑旭娟.基础护理学技能[M].西安:西北大学出版社,2021.

[15] 王艳.常见病护理实践与操作常规[M].长春:吉林科学技术出版社,2020.

[16] 孙彦敏.护理学实践与管理[M].哈尔滨:黑龙江科学技术出版社,2021.

[17] 任潇勤.临床实用护理技术与常见病护理[M].昆明:云南科学技术出版
    社,2020.

[18] 袁志香.常见病与多发病临床护理[M].上海:上海交通大学出版社,2020.

[19] 杜海燕.现代常见病护理与疾病预防[M].北京:科学技术文献出版社,2020.

[20] 王林霞.临床常见病的防治与护理[M].北京:中国纺织出版社,2020.

［21］张静.新编临床护理学［M］.哈尔滨:黑龙江科学技术出版社,2021.

［22］程艳华.实用临床常见病护理［M］.上海:上海交通大学出版社,2020.

［23］黄方.新编临床护理学［M］.北京:科学技术文献出版社,2021.

［24］曹媛媛.常见病护理理论与应用［M］.北京:科学技术文献出版社,2020.

［25］王雨.精编当代护理学精粹［M］.济南:山东大学出版社,2021.

［26］颜琬华.基础护理学实验技术［M］.北京:化学工业出版社,2021.

［27］王家丽,高莉.基础护理学实训指导［M］.长沙:中南大学出版社,2021.

［28］齐焕.临床常见病护理技术及并发症的预防［M］.北京:科学技术文献出版社,2019.

［29］张翠华,张婷,王静,等.现代常见疾病护理精要［M］.青岛:中国海洋大学出版社,2021.

［30］孙云焕.内分泌科临床护理实践［M］.哈尔滨:黑龙江科学技术出版社,2021.

［31］任洁娜.外科护理学实用技术［M］.上海:复旦大学出版社,2021.

［32］孟灿灿.实用护理学应用与实践［M］.北京:科学技术文献出版社,2021.

［33］范光磊.内科常见病诊疗与护理［M］.长春:吉林科学技术出版社,2020.

［34］李春梅.护理学基础［M］.成都:西南交通大学出版社,2022.

［35］王宏宇,任海霞,张爱国,等.现代护理学基础与应用［M］.青岛:中国海洋大学出版社,2022.

［36］林惠玲.综合护理干预对急性痛风性关节炎患者复发率及生活质量的影响［J］.中国医药科学,2021,11(8):80-83.

［37］于学娟.多样性护理方式在糖尿病护理中的应用研究［J］.中国医药指南,2022,20(5):179-181.

［38］林明霞.格拉斯哥评分在颅脑损伤护理观察中的应用研究［J］.中国医药指南,2022,20(31):22-25.

［39］朱小丽,葛军琴,夏海鹭,等.人文关怀联合情景体验式健康教育在结直肠癌造口患者护理中的应用［J］.西部中医药,2022,35(4):131-134.

［40］孙琳.探讨采用糖尿病护理小组模式对 2 型糖尿病患者进行护理的有效性［J］.中国医药指南,2020,18(16):201-202.